당뇨 정복!
미생물 요법

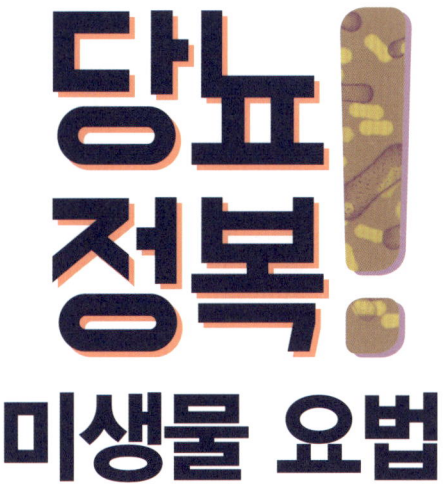

박기원 지음

머리말

매년 어김없이 새해가 밝아옵니다. 우리는 새해가 되면 계획을 세우는데요. 많은 사람들이 세우는 계획의 포인트와 종착점은 '행복'일 것입니다. 어떻게 하면 지금보다 더 행복하게 살 수 있을까?

얼마 전, 뉴욕 타임즈에서 행복하게 보낼 수 있는 방법이 소개되었습니다.

1. 부정적인 생각을 잘 통제하라!
2. 운동하라!
3. 긍정적인 사람들을 옆에 두어라!
4. 나이든 분들로부터 삶의 지혜를 구하라!

위의 4가지 중에서 지금 당장, 누구나 실천할 수 있는 '행복'의 요건은 '운동'일 것입니다. 운동은 자신이 스스로 마음먹고, 결심만 한다면 바로 시작할 수 있습니다. 운동하는 이유는 건강을 회복하고, 건강해 진다면 곧 행복으로 이어지기 때문일 것입니다.

아마도 많은 사람들이 말하는 '행복'의 첫째 조건은 건강일 것입니다.

저자가 의사이기 때문에 '건강'을 행복의 첫 번째 조건으로 내세우는 것이 절대 아닙니다. 행복은 모든 사람이 바라는 삶의 목표이고, 행복하기 위해서 '건강'은 기본 조건이 됩니다.

그래야 일, 공부, 그리고 좋아하는 취미생활에서 여행 등을 즐기며 행복을 찾을 수 있기 때문입니다.

그렇다면 어떻게 하면 건강할 수 있을까요?

의사이기 때문에 '건강'에 대한 고민을 보통사람보다 더 많이 하게 되는데요. 좀 더 쉽게 접근을 해 봤습니다.

만일 지금 내 나이보다 젊은 시절로 돌아간다면 어떨까? 나이가 어린 과거로 돌아간다는 것은 지금보다 더 건강한 시절로 돌아간다는 의미가 되기도 합니다.

그렇다면 우리의 몸을 젊은 시절로 돌아가는 방법은 무엇일까요? 주름진 얼굴은 의료기술로 말끔하게 주름을 펼 수 있습니다. 하지만 이것은 젊어 보이는 것이지, 정신과 신체 내면이 젊어진 것은 아닙니다. 우리 몸의 근본을 건강하게 돌려놓는다면, 얼마든지 건강해질 수 있을 것입니다. 따라서 우리가 건강해진다면, 삶의 질도 향상되고, 행복도 자연스럽게 따라오게 됩니다.

그동안 많은 환자를 진료하면서 '당뇨' 만큼 환자를 괴롭히는 질병이 없다는 생각을 하게 되었습니다. 관리와 완치가 힘든 질병이기 때문일 것입니다.

우리나라 전체 인구 중 약 13%가 당뇨 환자로, 10명 중 1명은 당뇨이고, OECD 국가 중 당뇨병 사망률이 다섯 번째로 높다고 합니다. 특히 대한당뇨병학회의 'Diabetes Fact Sheet 2018'에 따르면, 우리나라 30세 이상 성인인구 중 당뇨 환자가 500만 명이라고 하니, 깜짝 놀라지 않을 수 없었습니다.

 당뇨는 '평생 식이조절을 해야 한다'고 알고 있는 사람들이 많습니다. 그만큼 당뇨로 한번 진단받으면 완치가 어려울 뿐만 아니라, 평소 식이요법, 운동요법으로 꾸준한 관리를 필요로 해서 더 괴로운 질병입니다.

 그래서 당뇨 환자에게 건강한 삶을 제시해 줄 수 있다면, 당뇨 환자에게 희소식이 될 것이고 의사로서도 보람을 찾을 수 있을 것 같았습니다. 이것은 곧 나의 행복이 될 것입니다.

 이 책에는 의사로서, 당뇨 환자와 함께 고민하고, 당뇨 환자에게 행복한 삶을 주기 위해 고민한 흔적을 담았습니다.

 무엇보다도 이 책을 통해 우리와 공생하는 있는 '장내 미생물'을 건강하게 돌려준다면 당뇨는 분명히 정복 가능하다는 믿음을 갖게 될 것입니다.

 그리고 이 책에 미생물 요법 〈발효약〉을 복용한 치료사례 후기를 흔쾌히 제공해 준 송영선, 박종현, 의사 세가와, 최수진, 이종수, 김우성, 이형숙 님에게 감사를 드리며, 당뇨를 극복하고 되찾은 삶의 행복을 오래도록 누릴 수 있기를 바랍니다.

당뇨병 극복을 바라는 한의사 **박 기 원**

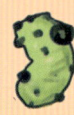
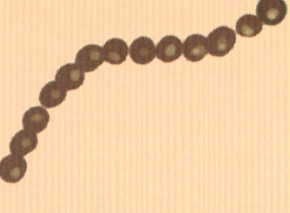
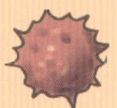

content

PART 1 미생물 이야기

1. 미생물이란? ·· 14
2. 마이크로 바이옴 ···································· 19
3. 미생물과 달콤 살벌한 동거 ····················· 23

PART 2 무서운 질병 '당뇨'

1. 당뇨는 어떤 병인가? ···························· 30
2. 시한폭탄 당뇨 대란이 오고 있다 ············ 39
3. 췌장이 작은 한국인, 당뇨에 잘 걸린다 ······ 42

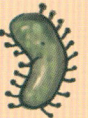
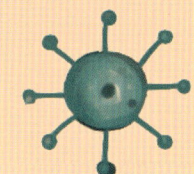

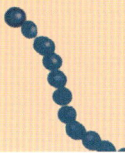
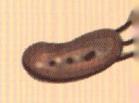

 PART 3 당뇨의 미생물 요법

1. 마이크로 바이옴 치료제 시대 ·················· 48
2. 당뇨의 미생물 요법 ······························· 52
3. 미생물로 '당뇨'를 극복한 사람들 이야기 ·········· 57

PART 4 미생물이 우리 몸을 지킨다

1. 미생물 균형으로 질병을 예방한다 ················ 74
2. 발효와 건강 ······································ 76
3. 물과 생명 ·· 79

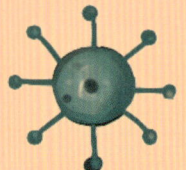
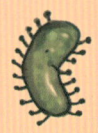
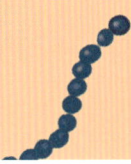

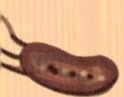 **PART 5 당뇨 상식**

1. 당뇨 궁금증 BEST 5 ·· 84
2. 공복혈당과 당화혈색소란? ································ 89
3. 당뇨 생활 관리 및 예방 수칙 ··························· 91

APPENDIX 부록

1. 당뇨병의 개요 ··· 96
2. 당뇨병의 원인 ··· 99
3. 당뇨병의 증상 ··· 102
4. 합병증 ··· 104
5. 당뇨병의 진단 및 측정 ····································· 108

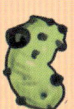
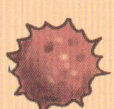
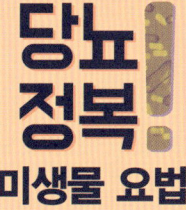

당뇨정복!
미생물 요법

건강 명언

"건강한 몸을 지닌 자가 아니고서는
좋은 부모, 좋은 자식, 좋은 이웃이 되기 어렵다"

– 페스탈로치(Pestalozzi, Johann Heinrich, 교육의 아버지) –

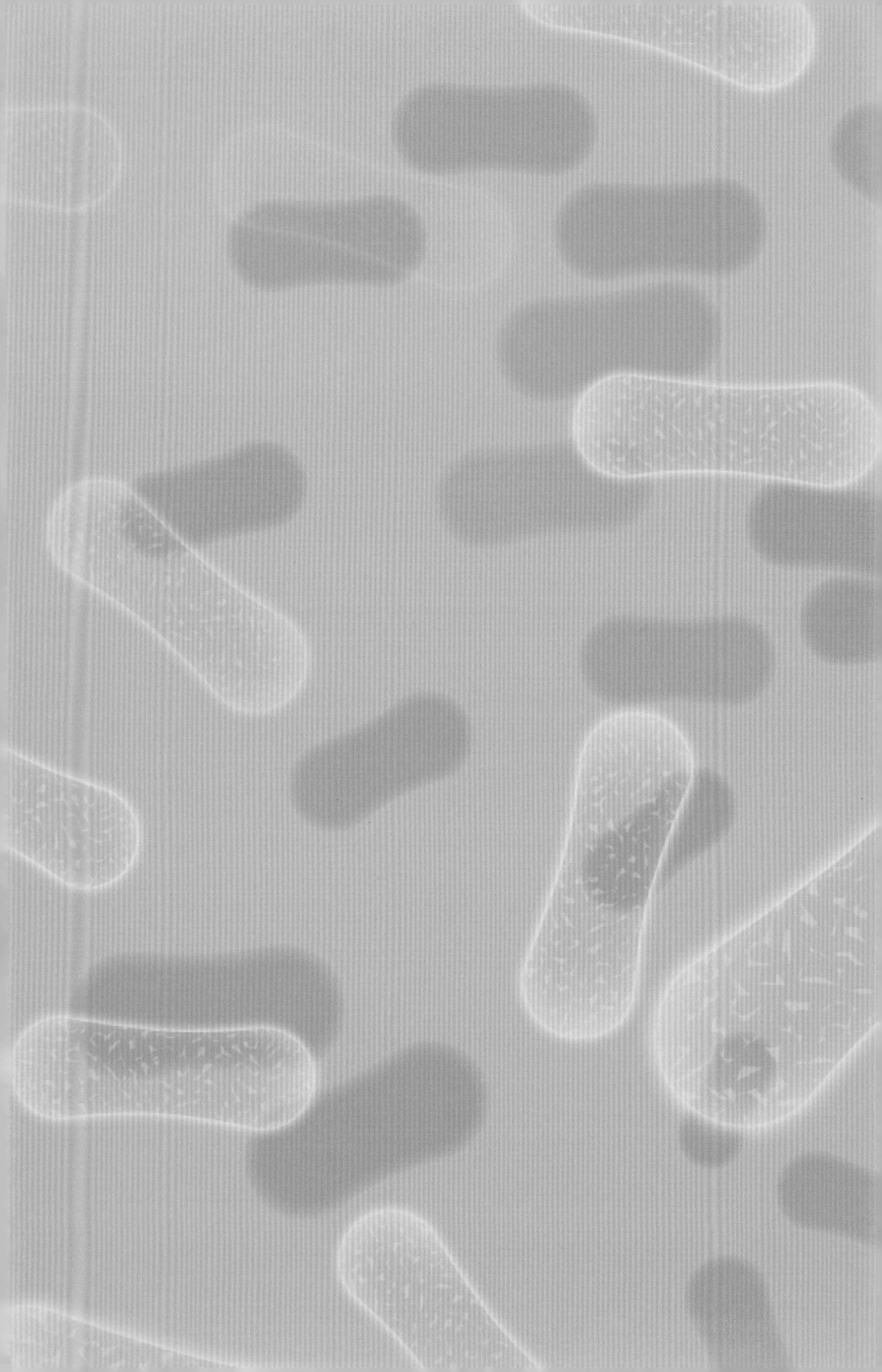

PART 1
미생물 이야기

1. **미생물이란?**
   미생물 정의와 종류

2. **마이크로 바이옴**
   세계가 주목하는 '미생물'

3. **미생물과 달콤 살벌한 동거**
   착한 세균, 나쁜 세균
   인간과 미생물의 아름다운 공존

01 미생물이란?

미생물 정의와 종류

■ 미생물이란?

미생물하면 무엇이 먼저 떠오를까?
더럽다? 세균이다? 바이러스 감염? 징그럽다? 질병?

정말 다양한 단어, 생각이 떠오르게 만드는 집합체가 미생물이다. 결국 미생물을 우리는 한 줄로 정리하기는 어렵지만, 미생물에 대해 막연하게 무엇인가를 생각하고 있다는 뜻이다.

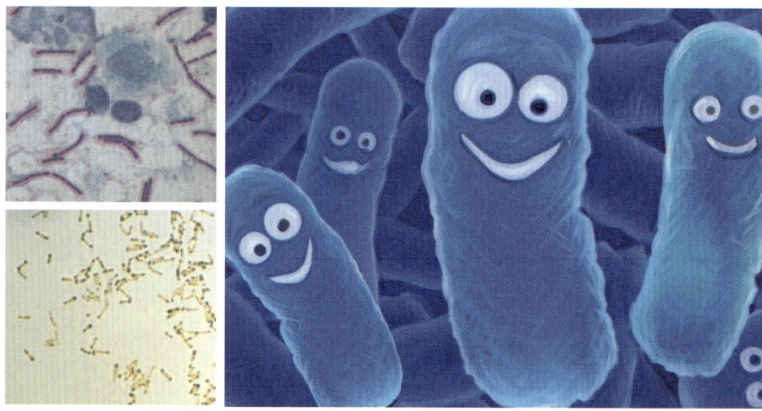

그렇다면 미생물이란 무엇인가?

'당뇨'라는 질병치료를 위해서 '미생물'에 대해서 먼저 살펴볼 필요가 있다. 미생물은 우리와 공존하고 있다는 것은 누구나 아는 상식일 것이다. 미생물을 제대로 이해하고 공부하는 것은 내 몸을 제대로 이해하기 위한 첫 출발은 확실하다.

우리가 태어나기 이전부터 엄마 뱃속에서부터 처음 만나는 것도 미생물이다. 미생물은 나와 평생을 살고, 죽을 때 자연으로 돌려보낸다. 어쩌면 우리는 하나의 미생물로 이뤄졌다고 해도 틀린 말이 아닐 것이다.

왜냐하면, 인간이 가진 세포는 약 100조 개인데, 우리 몸속에는 100조 개 세포보다 더 많은 미생물이 살면서

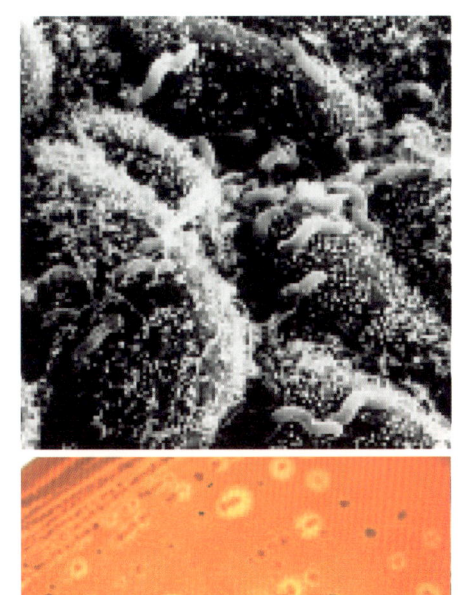

우리 몸에 많은 영향을 주고 있다고 한다. 미생물의 존재는 아주 작고 눈으로 관찰할 수 없을 정도로 미비한 존재지만, 인간의 몸에는 약 1000조 개가 넘는 미생물이 살면서 우리 몸에서 중요한 역할을 하며, 작용하고 있다는 것이다.

미생물 연구는 17세기 네델란드에서 시작되었다. 안토니 판 레이우엔훅(Antonie van Leeuwenhoek, 1632~1723)은 자신의 치아에서 긁어낸 물질을 샘에서 떠 온 물에 떨어뜨려 현미경으로 관찰한 뒤 작은 생물체를 발견했으며, 최초로 270배율의 현미경을 만들었다. 당시로써는 놀라운 일이었다. 그는 현미경으로 관찰한 작은 생물에 '미세동물'이라는 이름을 붙였고 그것을 영국 왕립학회에 보내기도 했다는 기록이 있다.

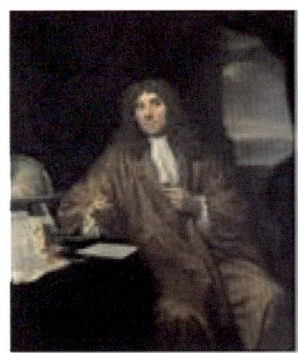
안톤 반 레이우엔훅(Antoni van Leeuwenhoek , 1632-1723)

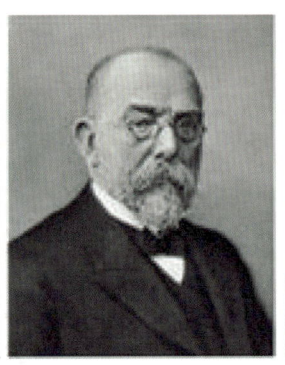
하인리히 헤르만 로베르트 코흐 (Heinrich Herman Robert Koch, 1843-1910)

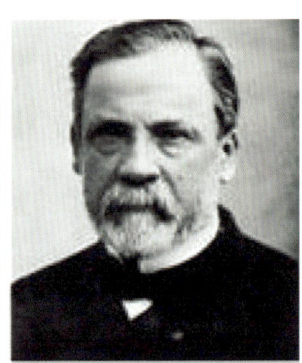
루이 파스퇴르(Louis Pasteur, 1822-1895)

출처 – 네이버지식백과

    그 뒤로 200년이 지난 19세기에 과학의 발달과 함께 미생물 연구가 활발히 진행됐다. 이미 오래 전부터 동양이나 서양에서 발효를 이용한 음식을 만들어 먹었지만 발효의 원리에 대한 이론은 없었다. 그러나 파스퇴르(Pasteur, Louis)와 코흐(Robert Koch)가 발효와 질병이 단순히 '효모'와 '세균'에 의한 것이라는 것을 밝혀냈다.

    21세기 들어 미생물에 대한 연구는 더욱 활발히 진행되어 미생물이 인체에 많은 영향을 끼치고 있다는 사실이 밝혀지고 있다. 덴마크에서는 뚱뚱한 사람의 장내 미생물을 날씬한 사람에게 이식하니 비만정도가 떨어졌다는 실험결과가 발표되었고, 미국에서도 장내 미생물을 쥐에게 넣고 키운 결과, 쥐가 뚱뚱해졌다는 결과를 발표했다 .

    결국, 비만은 자신이 먹는 음식보다, 우리 몸 속 미생물의 영향을 받는다는 뜻일 것이다.

    장내 미생물의 영향을 받는 사람. 사람의 장내 미생물에 대한 깊은 연구가 필요한 상황이 되면서, 미국 국립보건원(National Institutes of Health)과 미국 정부가 2008년부터 〈인간 미생물군집 프로젝트(HMP)〉[1]에 전 세계 80여개 기관 200여 명의 연구원이 참여하여 매년 1억 달러의 비용을 투자했다. 인간의 내장이나 입, 그리고 피부와 같이 인간신체에서 서식하고 있는 많은 미생물을 밝히는 프로젝트를 통해, 인체에 존재하는 미생물이 소화에서 질병 발생까지, 어떤 역할을 하는지 자세하게 밝혀냈다.

〈인간 미생물군집 프로젝트(HMP)〉는 다른 논문에 인용된 조회 수가 4천 건이 넘을 정도로, 전 세계 연구자뿐만 아니라 일반 사람의 '미생물'에 대한 관심이 얼마나 큰지 보여주고 있다.

이처럼 그동안 이뤄진 수많은 연구와 발표를 통해 40억 년 전 지구에 최초의 생명체가 나타났고, 다세포 생물은 10억 년 전에 나타났다는 것이다. 그리고 미생물에는 세균(박테리아), 바이러스, 곰팡이가 포함되는데, 세균은 단세포생물이고, 곰팡이는 다세포생물이며, 미생물은 지금 존재하는 생물 가운데 가장 오래 되었다고 볼 수 있다.

■ 미생물[微生物]의 정의

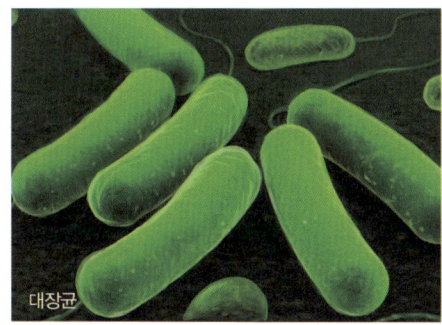
대장균

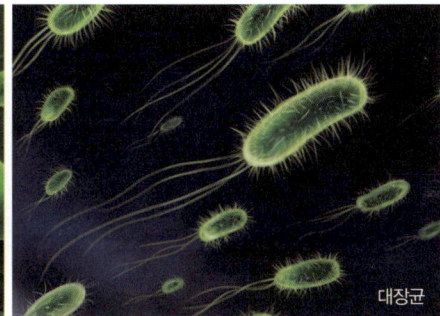
대장균

---

[1] "네이처" 2010년 5월 23일

원문참조: The Human Microbiome Jumpstart Reference Strains Consortium. A catalog of reference genomes from the human microbiome. Science 328, 994-999 (2010).
Qin, J. et al. A human gut microbial gene catalogue established by Hellman, Andrew Bennett. Gut bacteria gene complement dwarfs human genome. Nature 3 March 2010. doi:10.1038/news.2010.104)

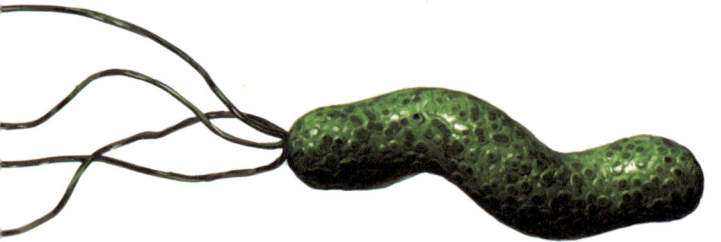

미생물은 영어로 '마이크로바이옴 (mircobiome)', 즉 '육안의 가시한계를 넘어선 0.1mm 이하의 크기인 미세한 생물'을 말한다. 다시 말해서 매우 작아서 사람의 눈으로 직접 확인할 수 없고, 현미경으로 관찰 가능한 아주 작은 생물, 생명체를 말한다.

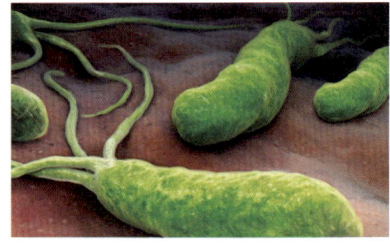

헬리코박터균

2008년부터 시작된 1단계 〈인체 미생물 프로젝트(HMP, Human Microbiome Project)〉를 통해서도 밝혀진 것처럼, 미생물은 우리 몸에 공생하며, 우리에게 많은 영향을 주고 있다는 사실이며, 2014년부터 시작된 2단계 연구에서도 만성질환과 미생물의 연관관계가 밝혀지고 있다.

02 마이크로바이옴

세계가 주목하는 '미생물'

우리는 오래 전 부터 인간의 몸에 미생물과 함께 살고 있다는 사실을 알고 있었다. 그리고 미생물이 질병을 일으키는 것을 알아낸 지 1세기 이상 꽤 오랜 시간이 지나면서 과학적인 방법으로 미생물이 우리 몸을 어떻게 바꾸는지 많은 연구가 이뤄지고 있고, 현재도 미생물 연구는 진행형이다.

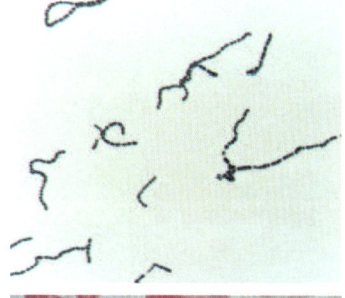

세계가 미생물 연구에 주목하는 이유는 우리 몸이 박테리아(세균, bacteria), 바이러스(virus) 등 다양한 미생물로 가득 차 있고, 몸속에는 약 1000조 개의 미생물이 살고 있기 때문이다. 평균적으로 한 사람이 가지고 있는 미생

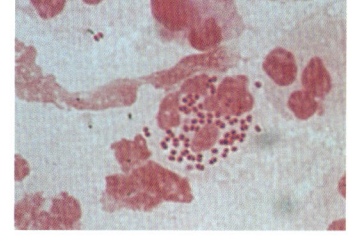

물은 약 2kg이고, 몸의 여러 곳에 분포되어 있지만 특히 장내(腸內)에 많은 미생물이 살고 있다.

이처럼 우리 몸에 사는 미생물과 이들의 유전정보 전체를 '마이크로바이옴(mircobiome)'이라 부르는데, 마이크로바이옴은 유전정보 전체를 일컫기도 하고, 미생물 자체를 일컫기도 한다.

마이크로바이옴은 손가락 지문처럼 고유하다. 그래서 사람에 따라 구성이 각양

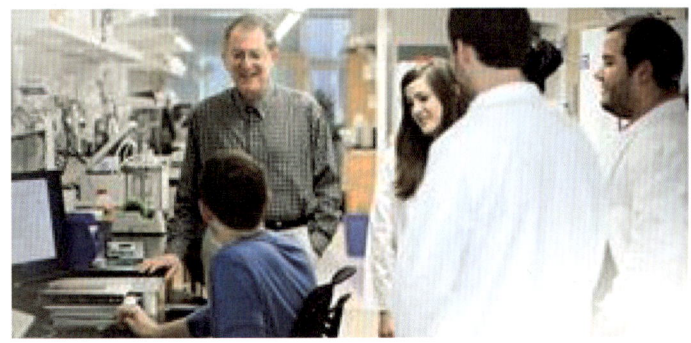

미국 워싱턴대학교(University of Washington) 제프리 고든교수

출처: 워싱턴대학교/Health Care

각색으로 알려졌다. 즉, 일란성 쌍둥이라 해도 마이크로바이옴 구성이 일치하지 않다는 것이다.

우리 몸에 사는 마이크로바이옴이 처음 주목을 받게 된 것은 2006년에 미국 워싱턴대(University of Washington) 제프리 고든(Jeffrey I. Gordon) 박사에 의해서이다. 제프리 고든 박사는 마이크로바이옴이 비만과 연관이 있다는 사실을 밝혀내면서 마이크로바이옴과 질병의 연관성에 대한 연구가 본격적으로 진행됐다.

제프리 고든 박사는 체내에 미생물이 없는 무균 쥐에게 비만 쥐와 마른 쥐의 대변을 각각 주입해 관찰한 결과, 똑같은 양의 먹이를 먹었음에도 비만 쥐의 대변을 이식받은 쥐가 체중이 2배나 더 늘어난 것을 발견했다.

이 연구로 비만인의 장 속에는 정상인보다 '비만세균'(퍼미쿠테스, firmicutes)이 3배 이상 많다는 것을 밝혀냈다. 비만세균은 장 속에 서식하는 유해균의 일종으로 누구에게나 쉽게 생길 수 있다는 것이다.

비만세균은 흔히 말하는 '살이 잘 찌는 체질'이 되는 주요 원인인 것이다. 그래서 불규칙한 생활 습관과 유해한 식습관 등으로 장 속에서 증식한 비만세균일 확률이 높다는 것이 현재의 평가이다.

제프리 고든 박사의 연구와 많은 연구진의 결과로 우리는 미생물과 공생하며, 미생물에 영향을 받는다는 것이다. 즉 마이크로바이옴과 건강이 밀접한 관계를 맺고 있다는 사실이 계속 밝혀지면서 세계는 지금 마이크로바이옴 연구 열풍에 빠져있다.

■ 질병정복의 꿈! 마이크로바이옴 열풍

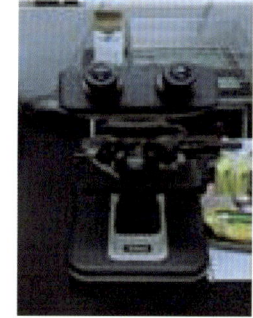 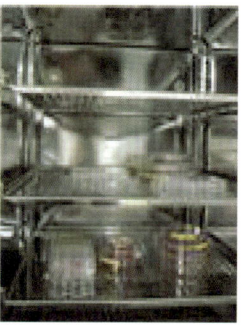

매년 스위스 다보스(Davos)에서 세계경제포럼(World Economic Forum)이 열리는데, 지난 2014년 미래의 세계 경제를 이끌어갈 '10대 유망기술'로 〈RNA 기반 치료법〉, 〈나노구조 탄소 복합소재〉와 함께 〈인간 미생물 군집 치료법〉을 선정했다. 미생물군집이란, 생태계에 존재하는 살아 있는 미생물 집단으로 인간 미생물군집은 인체에 존재하는 살아있는 미생물 집단을 말한다.

마이크로바이옴 기반 치료제 연구가 산업계에서 주목 받으며, 마이크로바이옴 기반 치료제 시장은 2024년까지 94억 달러 규모로 성장할 것으로 전망되고 있을 정도이다.

또한 2018년 6월 아일랜드에서 열린 '2018 IHMC(International Human Microbiome Consortium, 국제 휴먼 마이크로바이옴 컨소시엄)'에서도 많은 대형 제약사와 바이오사가 마이크로바이옴 기반 치료제 연구 성과를 발표해 주목받았다.

뿐만 아니라, 2018 IHMC 컨퍼런스에 미국·호주·유럽 등 각국에서 참석한 마이크로바이옴 연구자들은, 마이크로바이옴의 중요한 역할을 대중적으로 알리고자 세계 최초로 6월 27일을 세계 마이크로바이옴 데이(World Microbiome Day)로 선정했다.

우리나라도 다양한 기관에서 오래전부터 마이크로바이옴 연구를 적극적으로 전개하고 있다. 한국인의 장내미생물 기준을 수립하고, 장내 미생물을 분리·배양·보존을 통해 인체마다 특이성을 지닌 장내 세균을 연구하고 있다. 또한 지난해는 '마이크로바이옴' 국내외 연구동향과 주요 기술 소개를 공유할 수 있는 '휴먼마이크로바이옴 콘퍼런스'가 두 번째로 개최되기도 했으며, 특허청에 따르면 마이크로바이옴 관련 특허 출원은 지난 2000년 연평균 20건에 불과했으나, 최근 2014년부터 급증하기 시작해, 연평균 46.5건으로 급상승했다고 발표했다. 질환별로 출원 분석하면 장염과 같은 염증이 28%, 면역질환이 22%, 당뇨와 같은 대사증후군이 19%, 암 13% 등 다양한 질병을 대상으로 마이크로바이옴 정보를 활용한 질병치료 기술이 우리나라에서 개발되고 있다.

■ 마이크로바이옴이 우리의 건강을 지킨다

최근 면역항암제 치료에 좋은 효과를 얻은 환자의 대변과, 치료 반응이 없었던 환자의 대변을 무균쥐에게 이식하는 연구와 결과가 사이언스(Science)지에 소개가 되었다. 연구결과, 면역항암제에 좋은 효과를 얻었던 환자의 대변을 이식한 무균쥐가 면역항암제의 효과가 향상되었다. 이를 통해 장내 세균이 암면역 효과에 도움을 줄 수 있다는 것이 입증된 셈인데, 이 연구결과를 바탕으로 장내 미생물을 활용한 항암제 연구가 활발하게 진행되고 있다.

이처럼 현대의학이 해결하지 못했던 것들이 '마이크로바이옴'을 통해 탈출구를 찾고 있다.

마이크로바이옴에 대한 연구가 전 세계적으로 빠른 속도로 진행되고 있기 때문에, 마이크로바이옴과 질병의 인과관계를 밝혀낸다면, 질병 치료제로서 마이크로바이옴의 기술 상용화는 곧 현실화 될 것으로 기대한다.

03 미생물과 달콤 살벌한 동거

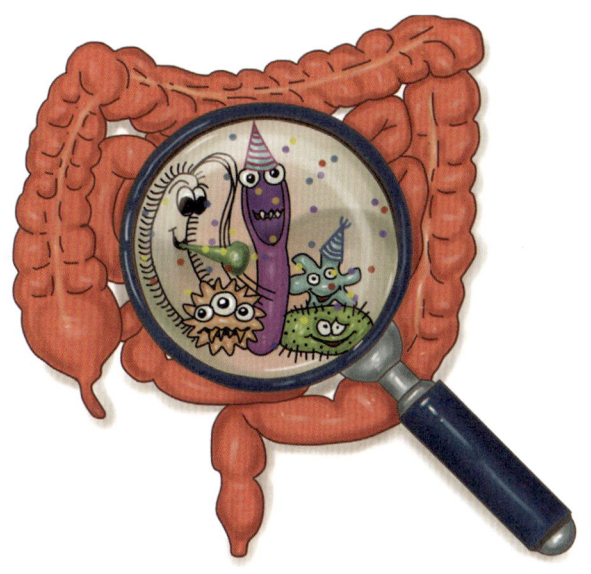

　우리 몸에는 무수히 많은 미생물이 우리 몸을 보호하며, 대사작용을 돕고 있다. 뿐만 아니라 유익한 미생물들은 제품화되어 건강식품으로 사용될 정도로 인체의 미생물은 사람과 공생한다. 비록 미생물의 존재자체는 작고 미비하고 보잘 것 없을지 몰라도, 미생물이 과시하는 힘은 상당하다. 우리 몸, 우리의 건강을 좌우할 정도로 미생물은 큰 영향력을 행사하는 존재이다.

　공생이란 한쪽이 다른 쪽에 기생하는 형태가 아닌, 서로 도움을 주고받으면서 같이 살아가는 관계를 말하는데, 우리가 숨 쉬는 공기, 우리의 몸 표면, 그리고 우리의 몸속에 언제나 함께 사는 미생물. 우리는 미생물과 서로 도움을 주고받으며 같이 살아가는 관계인 것이다.

우리와 공생하는 미생물은 착한 세균과 나쁜 세균으로 구분이 확실하게 된다. 착한 세균은 잘 관리하고 나쁜 세균은 물리친다면 우리의 몸은 조화롭게 될 것이다.

착한 세균과 나쁜 세균이란 과연 무엇을 말하는 것일까?

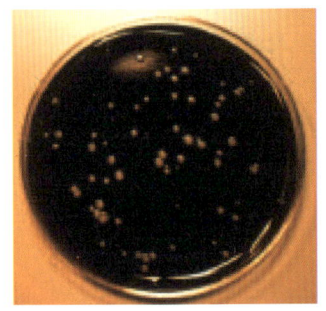

인체의 장 속에는 장내세균이 무려 1000조 마리의 세균이 서식하고 있다. 이렇게 많은 장내세균은 많은 일을 수행하고 있으며, 착한 세균인 유익균과 나쁜 세균인 유해균으로 나뉘어져있다.

세균은 건강을 해치는 주범 쯤으로 여기는 경우가 많을 정도로 나쁜 이미지부터 떠올리게 마련인데 세균은 자연을 정화하고, 자연으로 되돌아가게 해 생태계를 유지한다.

우리가 잘 아는 발효식품으로 된장이나 치즈와, 김치 같은 발효 음식을 만들 때에도 세균 즉 미생물의 도움이 필요하다.

사실 지구가 만들어지면서, 인간이 존재하기 이전부터 세균은 오랜 세월 우리 눈에 보이지 않는 일을 해오고 있고, 인간에게 도움을 주고 있는 것이다.

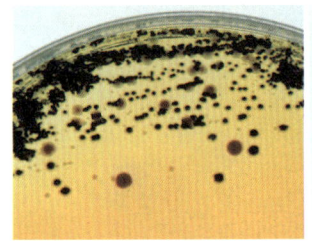 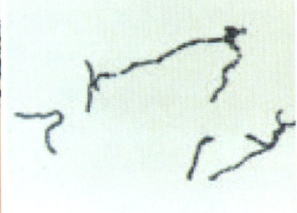 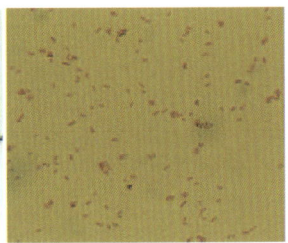

장 기능 개선 복합유산균들의 현미경 사진

| 의학의 아버지 |
히포크라테스 (고대 그리스 의사: Hippocrates)

"모든 질병은 장에서 시작된다."

| 생물학의 거성 |
일리야 메치니코프 (Il'ya Ilich Mechnikov: 1845~1916)

"죽음은 장에서 시작된다."

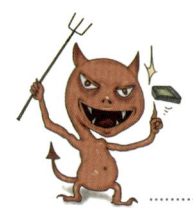

　자연환경뿐만 아니라 우리 몸에서 세균이 존재하는데, 어떤 세균이 많이 존재하느냐에 따라 우리 건강이 달라진다. 즉 좋은 일을 하는 착한 세균인 유익균, 나쁜 일을 하는 유해균이 우리 몸에 존재하는데, 유해균이 다른 세균보다 많으면 우리 몸의 면역기능이 떨어지게 되고, 건강이 문제가 발생하게 된다.
　과거시대에도 장 상태로 건강을 파악했는데, 우리 조상들은 임금님의 대변검사를 어의를 통해 매일 살펴보게 했는데, 이것은 중요한 건강검진 중의 하나였다고 한다.
　그리고 히포크라테스의 말처럼, 고대 그리스시대부터 '장건강'의 중요성을 강조했을 정도로 건강의 열쇠로 여겼던 것이 바로 장내 미생물이다. 즉, 장내세균을 말한다. 다시 말해서 세균 가운데 장내세균은 건강을 지키는 좋은 세균인 것이다.
　인간의 장(腸)에 서식하는 미생물, 즉 장내세균은 크게 세 종류로 나눈다. 우리 몸에 이로운 착한세균인 유익균, 우리 몸에 나쁜세균인 해로운 유해균, 그리고 어디에도 속하지 않는 중간균으로 나뉜다. 유익균이 85%, 유해균이 15%일 때 이상적인 비율을 형성한다고 보고되고 있다.

각각의 개인에 따라서 가지고 있는 균수가 다르며 사람에 따라서 인체에 있는 유익균과 유해균의 숫자가 많이 차이가 나는데, 유익균이 늘어나면 유해균의 숫자가 줄어들게 된다.

즉, 장내세균의 구성 비율은 언제든지 바뀔 수 있다. 유익균이 장 환경을 지배할 수도 있고, 유해균이 장 환경을 장악할 수도 있다는 뜻이다.

우리 몸을 유익균이 지배할 때 건강에도 이롭게 되는 것이고, 반대로 유해균이 장 환경을 지배하면 당뇨, 비만과 같은 각종 질병에 걸리게 되는 것이다.

인간과 미생물의 아름다운 공존

특히 '유익균'은 면역력 증진과 생체 순환에 도움을 주기 때문에 건강한 몸을 위해서는 우리 몸을 유익균이 지배하는 장 환경으로 만들어야 한다.

최근 유익균의 총칭인 〈프로바이오틱스(Probiotics)〉 제품이 많이 출시되면서 관심을 받고 있는데, 이것도 장내 미생물의 균형에 따라 건강이 어떻게 달라지는지 보고됐기 때문이다.

불규칙한 생활, 스트레스 받는 생활. 인스턴트와 가공식품의 섭취는 유해균을 증식해 장내세균의 균형을 깨트릴 수 있다. 장내 유해균이 많아지면 다양한 질병에 노출될 수 있다.

따라서 내 건강을 위해서는 다양한 유익균이 살고 있는 장내 환경을 만드는 것이 중요하며, 이를 위해서는 섬유질이 풍부한 채소, 잡곡, 견과류, 해조류 중심의 식사 습관을 유지해야 한다.

그리고 인공감미료와 유화제 등 각종 첨가제 폭탄인 가공식품과 인스턴트식품을 멀리한다. 또한 현대인이라면 나이불문하고, 남녀노소 누구나 안고 있는 것이 스트레스로 관리가 매우 중요한데, 스트레스 호르몬이 분비되면 착한 세균인 유익균을 없애기 때문이다.

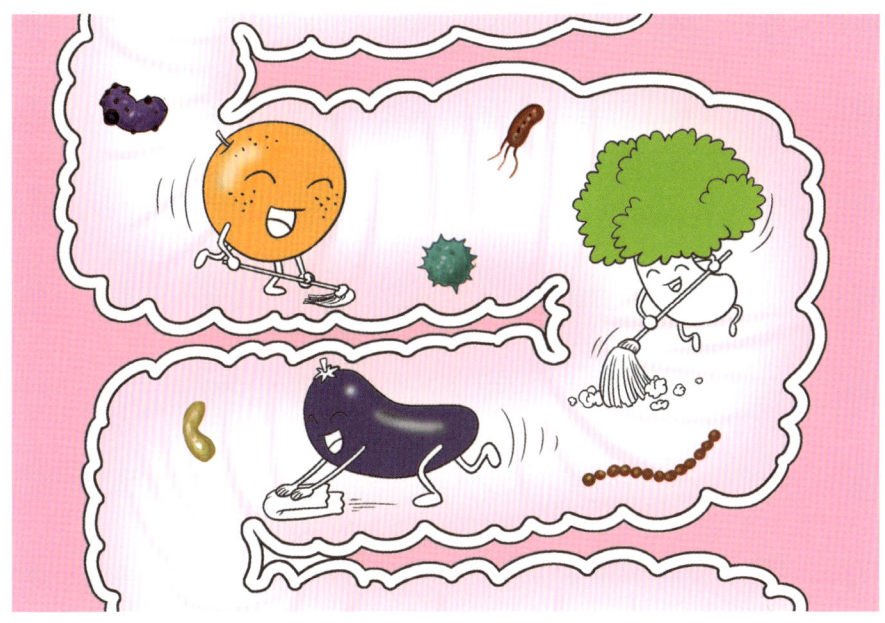

그리고 운동을 통해 대사활동이 활발해지면 장내 좋은 세균도 늘어나게 되며, 유익균이 많이 들어 있는 발효식품 섭취도 즐겨먹도록 한다.

한마디로 장내세균인 미생물을 관리하는 것이 100세 시대를 건강하고, 행복하게 살아가는 길이다.

건강 명언

"건강은 행복의 어머니이다."

― 프란시스 톰슨(Francis Thompson) ―

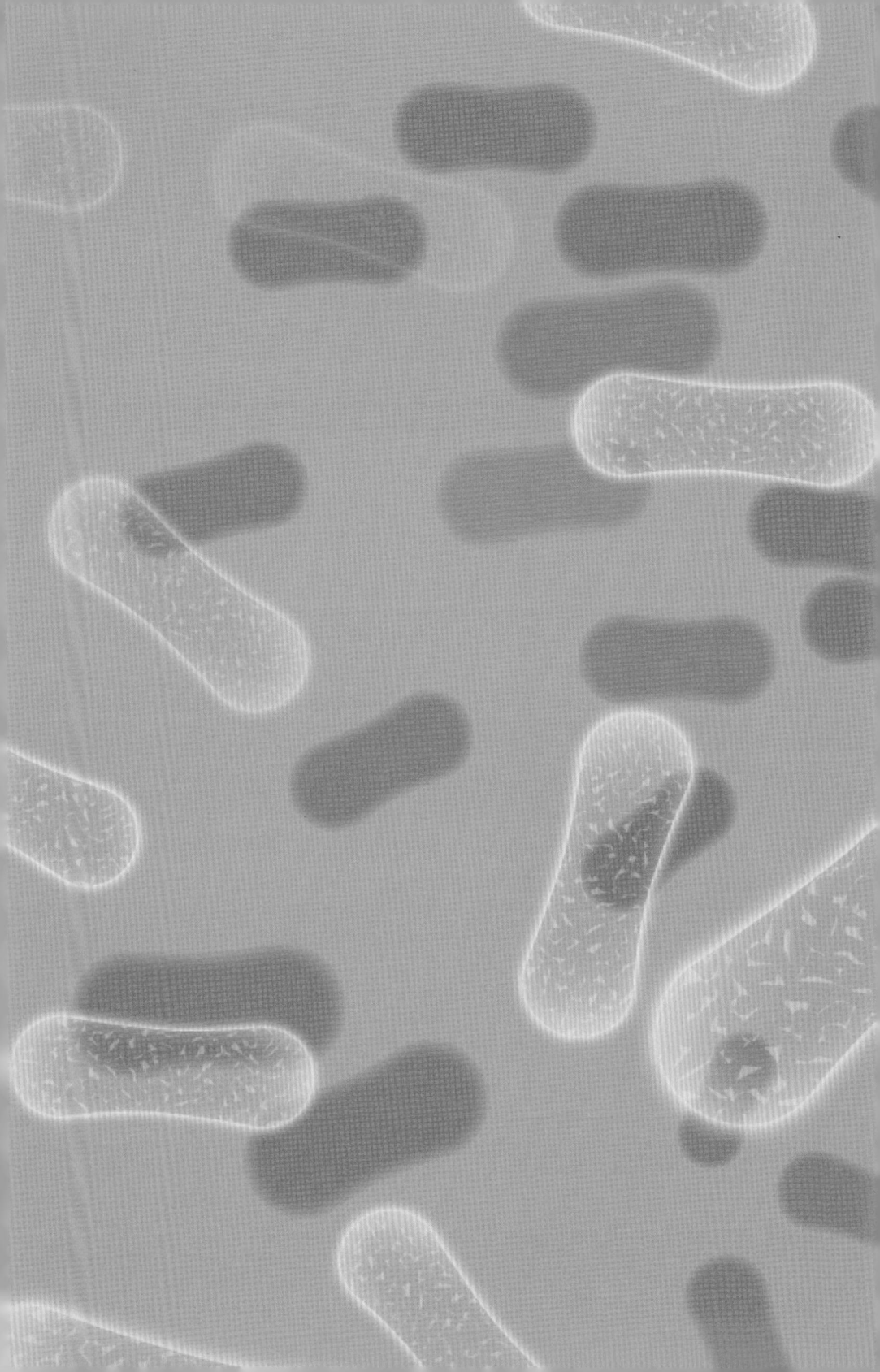

PART 2
무서운 질병 '당뇨'

1. 당뇨는 어떤 병인가?
당뇨의 원인과 증상, 그리고 진단 등
당뇨와 당뇨병에 대해 알아본다.

2. 시한폭탄 당뇨 대란이 오고 있다
매년 11월 14일은 '세계 당뇨병의 날'로 우리나라뿐만
아니라 세계 당뇨인구가 증가하는 이유를 살펴본다.

3. 췌장이 작은 한국인, 당뇨에 잘 걸린다
췌장이 작은 한국인, 그래서 한번 당뇨에 걸리면
평생 관리하고, 약을 복용해야 되는 괴로운 질병이다.

01 당뇨는 어떤 병인가?

당뇨의 원인과 증상, 그리고 진단

당뇨(glycosuria)하면 불치병으로 알고 있는 사람이 많다. 정확히 말하면 평생 관리해야 되는 병이기 때문에 불치병으로 말하는 것이다. 또한 많은 사람이 음식이나 생활습관이 잘못돼서 생긴 병이지만, 고치기는 힘든 병이라고 한다.

특히 당뇨가 무서운 이유는 당뇨가 생겼다고 해서 엄청난 고통이나 아픔이 있는 것은 아니다. 다만 당뇨를 관리하지 않고 방치하면 다양한 합병증을 일으키고, 그 합병증으로 인해 장애를 가지게 되거나, 사망에 이를 수 있는 우리 몸에 아주 치명적인 병이다. 그래서 당뇨가 무섭다는 말을 하는 것이다.

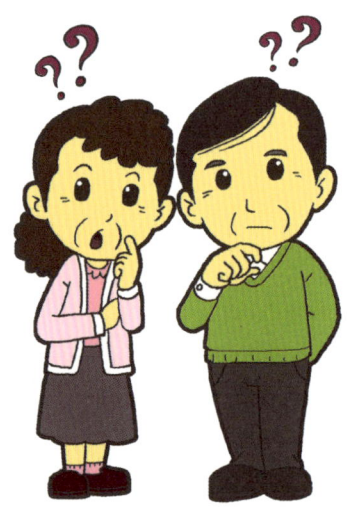

그렇다면 당뇨는 어떤 병이고, 당뇨로 인해 또 다른 합병증을 일으키며, 꾸준한 관리가 필요한 것일까?

우선, 당뇨를 극복하기 위해서는 당뇨에 대해 제대로 알아야한다.

■ 당뇨란 무엇인가?

현대인에게 발생되는 대표적 질환 가운데 하나인 '당뇨'는 어느날 갑자기 생기는 병이 결코 아니다. 잘못된 생활습관들이 누적되

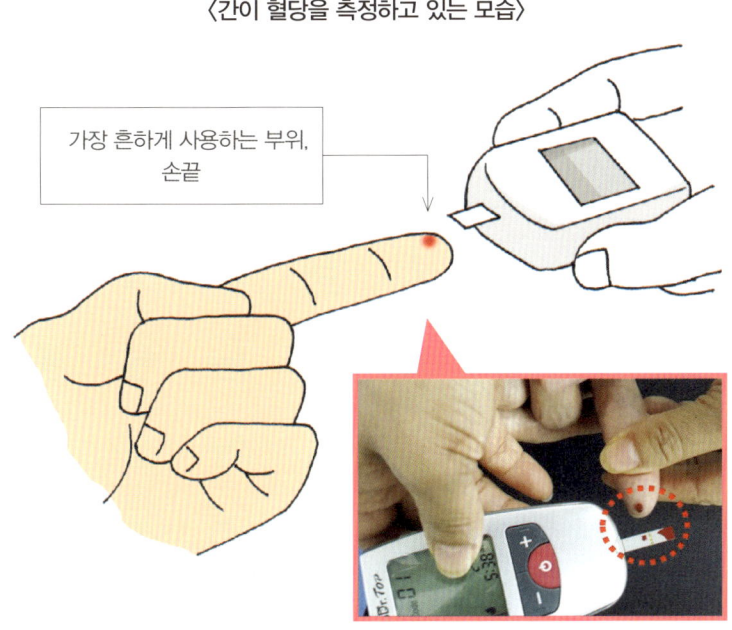

〈간이 혈당을 측정하고 있는 모습〉

가장 흔하게 사용하는 부위, 손끝

	당뇨혈당수치	
	공복 혈당	식후 2시간 혈당
정상인	110mg/dl 이하	140mg/dl 이하
당뇨 환자	126mg/dl 이상	200mg/dl 이상

고 쌓여 당뇨라는 질병을 만들어가는 것인데, 우리 몸은 전혀 알아차리지 못한 채로 있게 된다.

그리고 심각한 증상이 나타나면 그제야 몸은 합병증으로 무너지게 된다. 그래서 당뇨를 소리 없는 시한폭탄이라고도 부른다.

당뇨(糖尿)란 글자 그대로 소변으로 당분이 빠져 나오는 증상을 말한다.

■ 그렇다면 당이란?

여기서 말하는 '당'은 포도당을 말하는 것이다. 사람이 활동하기 위해서는 에너지가 필요하고, 그 에너지를 발생시키는 가장 중요한 영양소가 포도당이다.

포도당(glucose)은 우리 몸의 근육과 뇌에서 에너지원으로 사용되고, 사람은 포도당을 얻기 위해 음식을 섭취하게 된다. 그리고 음식을 소화하게 되면 포도당을 혈액 내로 흡수한 후 세포로 들어가 에너지로 변하게 된다. 그런데 이런 포도당이 소변으로 빠져 나온다고 해서 당뇨(糖尿)라고 한다.

당뇨는 증상 일뿐, 질병은 아니다. 당뇨병(diabete mellitus)이란 혈당수치가 기준치 이상으로 높게 나오면 당뇨에 병(病)자를 붙여 질병이 되는데, 당뇨가 오래되고, 당뇨관리를 제대로 하지 않으면 결국은 합병증으로 사망하게 된다.

■ 당뇨의 종류

당뇨는 제1형과 제2형으로 구분된다.
제1형 당뇨는 인슐린 분비 자체가 전혀 안 되는 경우를 말하며, 제2형 당뇨는 인슐린의 분비 기능이 떨어져 혈당 조절 능력이 저하된 경우를 말한다. 우리나라의 경우 당뇨 환자의 약 10% 정도가 제1형 당뇨에 해당하며 '소아 당뇨병'이라는 말을 쓰기도 한다.

주변에서 흔히 겪는 당뇨는 제1형 당뇨보다 제2형 당뇨이다.
제2형 당뇨는 고열량, 고지방, 고단백의 음식을 반복적으로 섭취하는 현대인의 식습관, 운동 부족과 스트레스 등 환경적인 요인이 크게 작용한다.

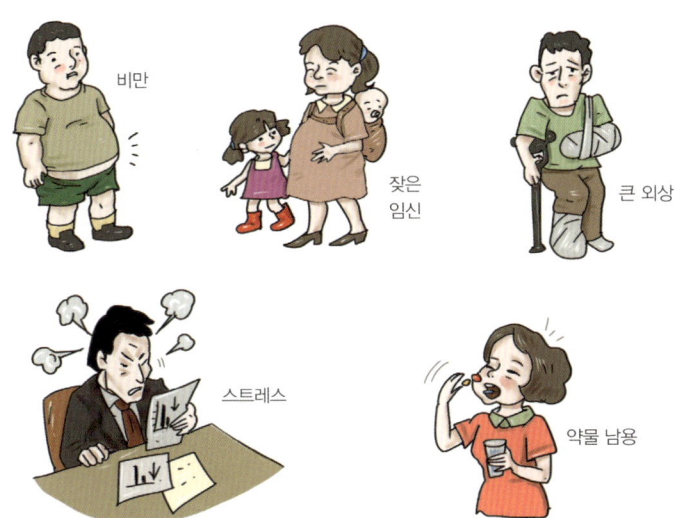

〈 1형과 2형 당뇨병의 비교 〉

특징	제1형 (인슐린 의존형 당뇨병)	2형 (인슐린 비의존형 당뇨병)
발생연령	일반적으로 40세 이전에 발생	일반적으로 40세 이후에 발생
체중	과체중이 아님(마른 체격)	일반적으로 과체중
증상	갑자기 나타남	증상이 없거나 서서히 나타남
인슐린 생산	생산되지 않음	소량분비 또는 작용이 제대로 되지 않음
인슐린 치료	반드시 필요함	필요할 수도 있음
발병비율	전체 당뇨병의 10%	전체 당뇨병의 90%

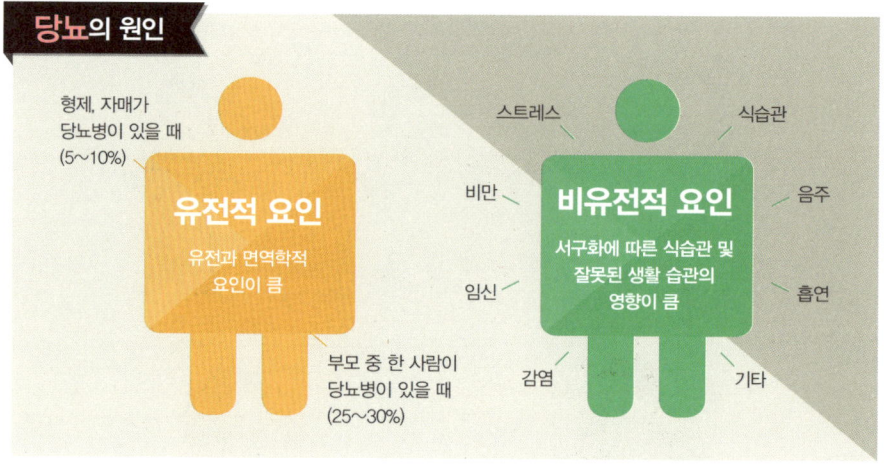

■ 당뇨의 원인

당뇨의 발병 원인은 아직 정확하게 밝혀지지 않았지만, 현재까지 밝혀진 바에 의하면 유전적 요인이 가장 가능성이 크다.

그래서 부모가 모두 당뇨라면 자녀가 당뇨가 생길 가능성은 30% 정도일 정도로 가족력이 있는 경우, 당뇨 발생 위험은 2~6배까지 증가한다. 유전적 요인이 크게 작용하지만, 당뇨의 원인이 유전에만 국한되는 것은 아니다.

여러 가지 환경적 요인이 함께 작용해 당뇨병이 발생하게 된다.

당뇨를 유발할 수 있는 환경적 요인으로 고령, 비만, 스트레스, 임신, 감염, 약물 등이 있는데, 유전적 요인과 달리 본인의 노력으로 당뇨를 피할 수 있다는 점이 중요하다.

또한 "뚱뚱하면 일단 당뇨병을 의심하라"는 말이 있듯이 비만은 당뇨와 밀접한 관련이 있다. 비만은 몸 안의 인슐린 요구량을 증가시켜, 췌장의 인슐린 분비기능을 점점 떨어뜨리기 때문이다. 과식은 비만의 원인이 되고, 당뇨를 유발하므로 탄수화물(설탕포함)과 지방의 과다한 섭취는 피해야 한다.

〈당뇨병 합병증〉

급성 합병증		감염병	당뇨병이 있으면 면역력이 저하하여 병원체에 쉽게 감염된다. 특히 폐렴, 요로감염병, 피부감염병이 일어나기 쉽다.
		당뇨병혼수	인슐린이 부족하여 혈중에 케톤체가 증가하거나 탈수증상에 의해 혈액이 농축되어 일어난다. 또 당질을 많이 포함하는 청량음료를 많이 마셔서 혈당치가 급상승하여 인슐린이 부족해져도 일어난다.
만성 합병증	굵은 혈관	협심증	관상동맥의 혈류가 일시적으로 나빠진다. 심근경색의 전조가 되기도 한다.
		심근경색	관상동맥이 막혀서 혈류가 끊긴다.
		뇌졸중	뇌의 혈관이 막혀서 뇌경색이나 혈관이 터져서 뇌출혈이나 거미막밑출혈이 일어난다.
		폐쇄동맥경화증	다리 혈관의 내강이 좁아지거나 막힌다.
	가는 혈관	당뇨신경병증	말초의 신경섬유가 변성, 탈락하여 일어난다. 또 고혈당에 의해 신경에 산소와 영양을 공급하는 혈관이 막히는 경우에도 일어난다.
		당뇨망막병증	안구 안에 있는 망막의 혈관이 장애를 입는다. 실명 위험이 있다.
		당뇨콩팥병증	사구체가 장애를 입고, 혈액여과기능이 저하한다. 일반적으로 가장 늦게 나타나며 진행하면 투석요법이 필요해진다.

■ 당뇨병의 합병증

당뇨병을 진단받으면 '혈관'부터 무너진다. 우리 몸에서 가장 가는 혈관은 신경에 혈액을 공급하는 혈관인데, 당뇨병으로 신경에 혈액을 공급하는 혈관이 망가져 신경이 손상되기 시작한다. 그리고 당뇨병을 10년 정도 앓으면 눈의 망막혈관이 손상되고, 그 다음은 콩팥 혈관이다. 신경혈관, 망막혈관, 콩팥혈관이 손상되는 것을 '미세혈관 합병증'이라고 한다.

당뇨병의 합병증이 잘 생기는 부위
1. 손, 발 : 당뇨신경병증(손발저림, 감각 떨어짐)
2. 눈 : 당뇨망막병증(고혈당으로 망막에 영양을 공급하는 혈관손상)
3. 콩팥 : 당뇨병성 콩팥질환(심해지면 혈액투석이나 신장이식)

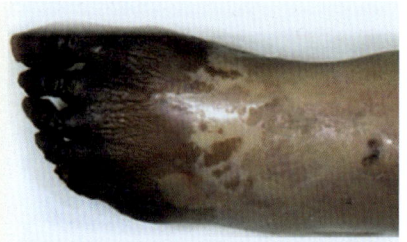

※ 폐쇄동맥경화증에 의한 발가락의 괴저
발가락 5개 모두가 순환장애로 흑색이 되고 피부 표면은 건조해 있다. 허벅지에서 발등에 걸쳐 부종이 관찰된다. 다리를 절단할 필요가 있다.

■ 당뇨의 증상

보통 당뇨와 관련해서 '초기 증상'이 무엇인지 가장 많이 묻는다. 초기 증상으로 극도의 피로감과 함께 공복감이 느껴지며, 이와 함께 갈증과 체중감소가 나타날 수 있다.

대표적인 당뇨병의 3대 증상은 다음(多飮), 다식(多食), 다뇨(多尿)이다. 소변을 자주 보는 '다뇨(多尿)'현상이 발생하고, 이로 인해 몸 안의 수분 부족으로 갈증을

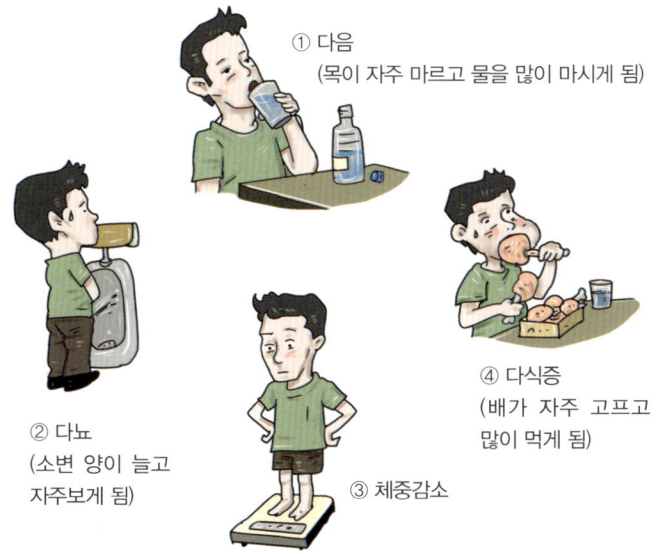

느껴 물을 자주 마시는 '다음(多飮)'이 나타나며, 포도당이 세포내로 흡수되지 못하고 소변으로 빠져나가면 에너지로 이용되지 못하는 공복감이 심해져 음식을 많이 먹게 되는 다식(多食)증상이 나타난다.

또한, 팔다리 손발의 마비가 자주 오기도 하는데, 당뇨병이 혈관과 신경에 손상을 입히게 되기 때문이다. 그리고 이유 없이 체중감량이 줄어들기도 하는데, 6개월 동안 뚜렷한 이유 없이 체중의 5~10% 정도 감량되었다면 의사를 찾아가는 것이 필요하겠다.

당뇨의 증상이 나타났다면, 이미 심각한 상태로 접어들고 있다는 뜻일 수도 있다. 당뇨 초기에는 증상이 거의 없어 모르고 방치하다가 당뇨병 합병증으로 진행되어, 혈관이 막히는 무서운 결과까지 이어지고 중풍, 심근경색, 실명으로 이어지며, 뒤늦게 병원에 와서 당뇨병으로 진단되는 경우가 많기 때문이다.

그래서 당뇨는 아무런 자각 증상을 느끼지 못하는 무증상인 경우가 많기 때문에, 정기적인 당뇨검사를 해보는 것이 가장 필요할 것이다.

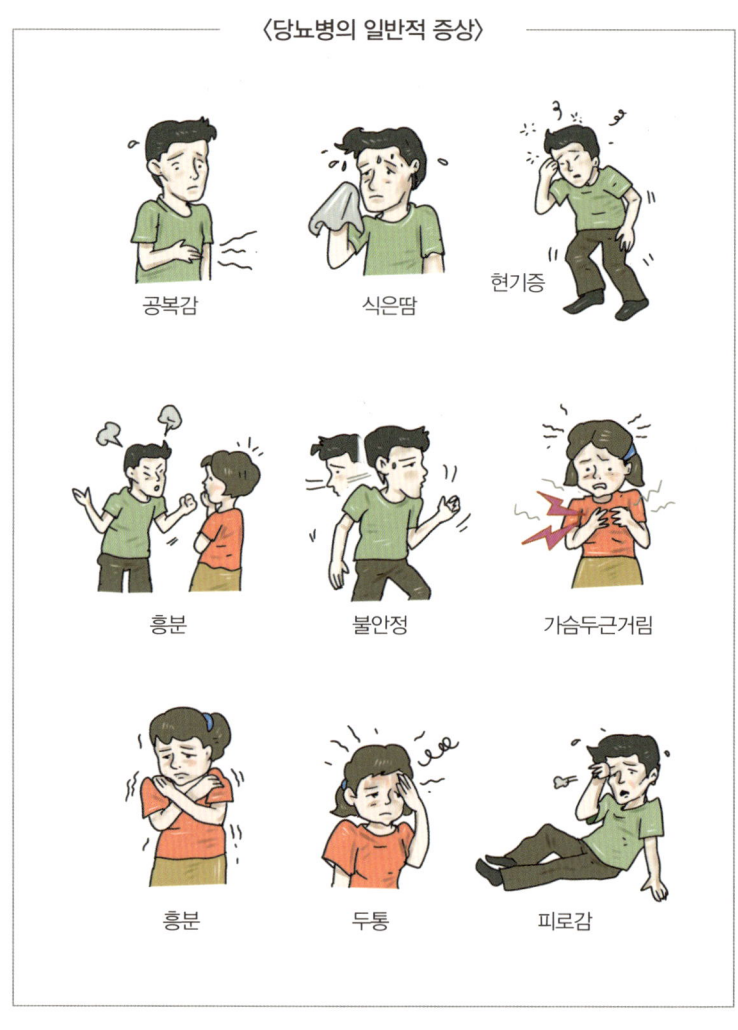

〈당뇨병의 일반적 증상〉

02 '시한폭탄' 당뇨 대란이 오고 있다

당뇨인구가 증가하는 이유

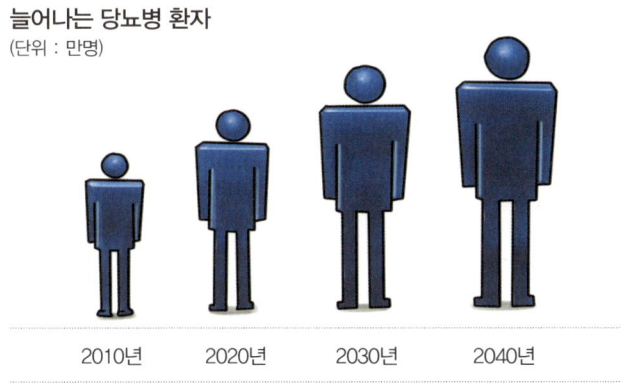

늘어나는 당뇨병 환자
(단위 : 만명)

2010년　2020년　2030년　2040년

자료 : 대한당뇨병학회 '당뇨병 연구' 보고서

　누구에게나 기념일이 있고 특별한 날이 있다. 당뇨병을 앓고 있는 사람을 위한 특별한 날이 있다. 바로 11월 14일이다.
　매년 11월 14일은 '세계 당뇨병의 날'이다. 세계적으로 당뇨 인구가 증가하고 있고, 당뇨가 원인이 되어 사망하는 사람이 많아지면서 '세계 당뇨병의 날'이 정해졌다.
　세계보건기구(World Health Organization, WHO)와 국제당뇨병연맹(International Diabetes Federation, IDF)은 날로 늘어나는 당뇨병에 대한 사회

적 관심과 경각심을 불러일으키기 위해 1991년 공동으로 '세계 당뇨병의 날'을 제정했다.

국제당뇨병연맹(IDF)의 자료에 따르면, 최근 빠르게 증가하고 있는 당뇨병 환자는 전 세계적으로 10초마다 3명의 환자가 발생하고 있어, 2030년에는 성인 10명 중 1명이 당뇨병을 앓을 것으로 예측했다.

당뇨는 유전적 요인으로 발병하기도 하지만, 환경적 요인이 크게 작용하는 만큼 '생활습관병'이라는 말을 한다.

또한 당뇨는 영양섭취가 너무 과해도, 너무 부족해도 올 수 있는데 서구적인 식습관으로 육류식품과 단백질, 탄수화물 지방의 3대영양소를 과잉 섭취하면서 당뇨가 올 수 있다. 그리고 스트레스와 흡연, 음주, 과로 등 생활의 습관이 영향을 미치는데 결국 우리는 누구나 당뇨라는 병에 노출되어 있고, 누구나 당뇨로부터 안전지대가 아니라는 것을 말하고 있다.

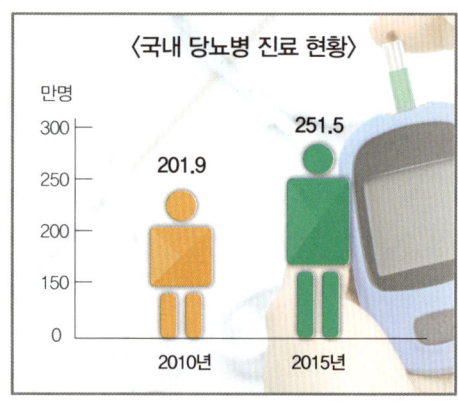

대한당뇨병학회 통계에 따르면 2016년 기준 국내 당뇨병 인구는 이미 500만 명을 넘어섰다. 노인성질환으로 인식되던 당뇨가 20~30대에게서도 많이 나타나고 있는데, 이는 당뇨가 생활습관병이기 때문이다. 질병관리본부(KCDC)가 발표한 자료에 따르면 30세 이상 성인 3명 중 1명이 당뇨병 환자이거나 잠재적 당뇨 고위험군에 속한다고 발표했으며, 해마다 20~30대 당뇨 환자는 꾸준히 증가하는 추세라고 한다.

이미 당뇨병은 한국인의 5대 사망원인에 들어갈 만큼 무서운 질병으로 30세 이상 성인 7명 중 한 명은 당뇨를 가지고 있는 것으로 나타났는데, 당뇨병 환자는 2017년 300만 명에 이르며, 당뇨병으로 진단받거나 진행될 가능성이 큰 사람은

660만 명이 된다.

당뇨병 환자가 증가함에 따라 당뇨합병증 환자도 함께 증가하고 있다. 국민건강보험 통계자료에 따르면 2015년 전체 당뇨 환자 250만 명 중 눈 합병증(당뇨망막병증, 백내장 등) 관련 진료 인원은 14.2%인 35만 명을 넘었고, 최근 4년간 당뇨 환자 증가율(약 23%)보다 당뇨망막병증 환자의 증가율이 더 높은 것으로 나타났다.

나날이 증가하는 당뇨병환자는 2013년 231만 명에서 2017년 284만 명으로 증가하였고, 중장년층 뿐만 아니라 소아에서 20~30대 당뇨 환자도 늘고 있다. 심지어 의료계는 국내 당뇨 위험 인구가 1000만 명이 넘을 것으로 추산하고 있을 정도이다. 100세 시대, 만성질환인 당뇨병에 대한 경각심이 커지고 있다.

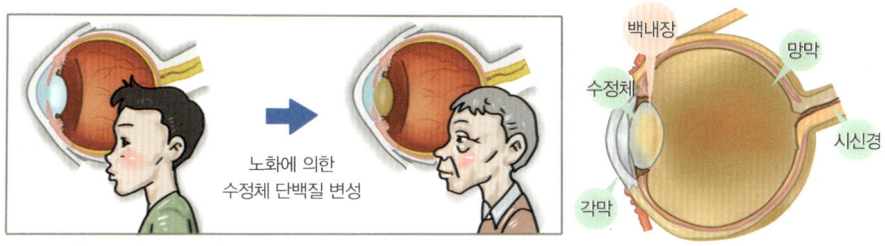

〈백내장으로 혼탁해진 수정체〉

〈정상안구와 백내장의 비교〉

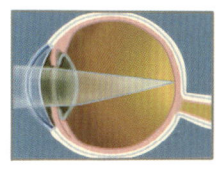
정상안

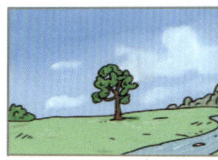
물체가 선명하게 보인다.

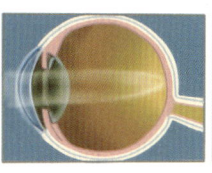
백내장안 : 빛이 퍼진다.

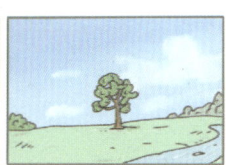
물체가 흐릿하게 보인다.

03 췌장이 작은 한국인, 당뇨에 잘 걸린다

당뇨병에 취약한 한국인

생활습관병인 '당뇨'의 또 다른 이름은 '침묵의 살인자'이다.

우리나라 당뇨병 환자가 1970년대 50만 명 정도였다. 하지만 40년 사이 10배 이상 늘어났다. 침묵의 살인자로 인해 '당뇨 대란'이 온 것이다. 당뇨 환자가 급격히 증가한 유전적, 환경적 원인이 있지만, 한국인이 체질적으로도 당뇨병에 취약하다는 연구결과가 나왔다.

〈당뇨를 앓았던 역사 속 인물〉

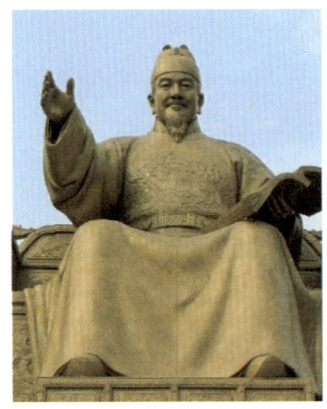

세종(世宗)
조선 4대 왕 (1397~1450)

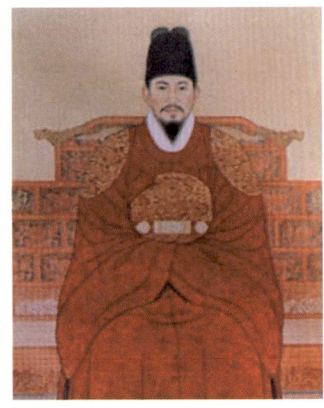

효종(孝宗)
조선 17대 왕 (1619~1659)

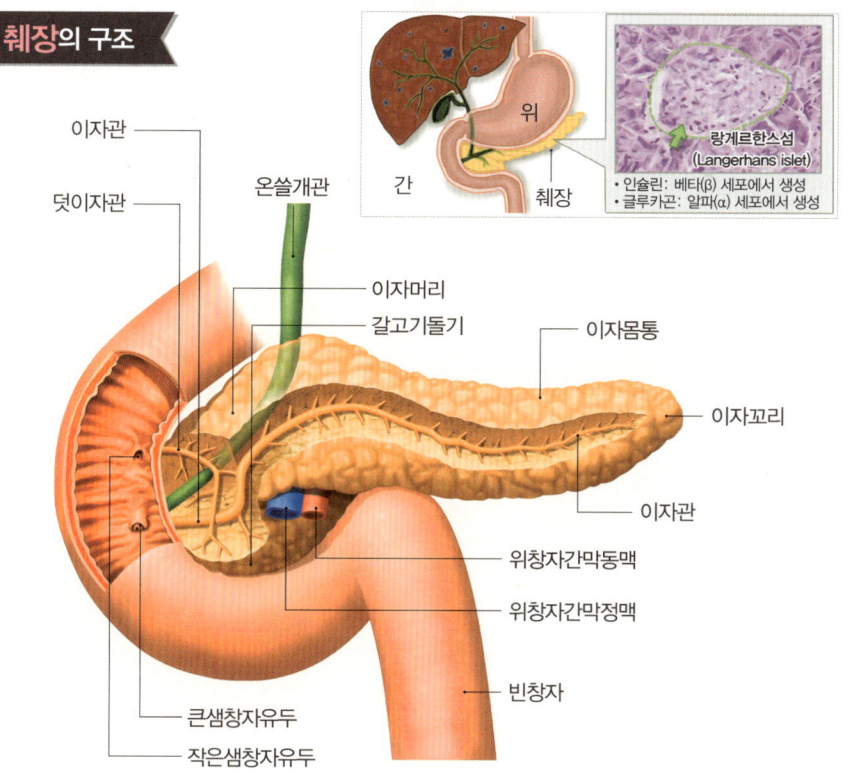

■ 당뇨병, 한국인은 췌장이 작다

한국인은 췌장의 크기가 작고, 크기가 작기 때문에 그 기능이 현저하게 떨어지기 때문이라는 결과가 나왔다. 체형이 비슷한 조건의 서양인보다 한국인의 췌장이 12%나 작아, 인슐린 분비 능력이 떨어진다는 것이다.

더구나 서양인은 오래 전부터 고지방·고단백 식사를 식습관으로 췌장이 크고 기능도 발달되어 있지만, 한국인은 농경민족의 유산으로 췌장이 상대적으로 작다는 것이다.

즉, 한국인은 체질적으로 서양인에 비해 인슐린 분비 능력도 떨어진다는 뜻이다.

■ 평생 관리가 필요한 괴로운 병 '당뇨'

현재 전 세계적으로 2억 4600만 명이 당뇨를 가지고 있으며, 2025년에는 당뇨 인구가 약 3억 8000만 명에 이를 것으로 예상하는데, 이 많은 사람이 평생 당뇨 관리를 한다고 생각해보자. 당뇨를 관리하는 것 자체로 생활 속에서 많은 제약과 스트레스를 받게 될 것이다.

일반적으로 당뇨 환자가 관리해야 하는 것은?

우선, 철저한 혈당 관리이다.

당뇨는 혈당을 급격하게 높이는 탄수화물과 당분의 섭취를 줄여야 한다. 그래서 제한하는 음식물이 많은데, 흰쌀, 밀가루, 설탕이다. 흰쌀과 설탕, 밀가루가 많이 들어가는 음식은 반드시 피해야한다. 한국인의 주식이 쌀밥인데, 흰쌀을 피하라고 하니 정말 힘든 처방관리인 것이다.

채식위주의 식단으로 관리한다.

당뇨는 혈액순환 장애와 밀접하게 관련되어 있다. 그래서 혈액순환을 방해하는

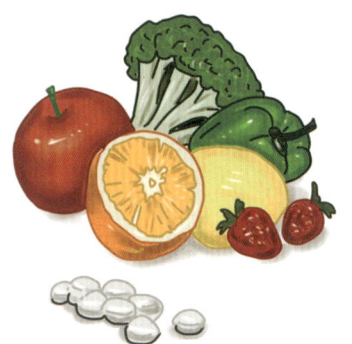
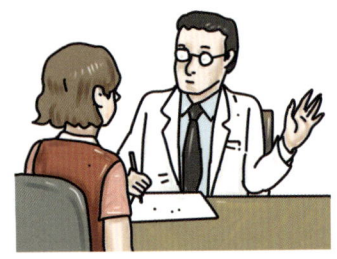

콜레스테롤과 고지방류 섭취를 제한한다. 그렇다보니 채식위주의 식단을 구성하도록 권장하는데, 채식주의자라면 몰라도, 채식위주의 식단으로 하루 이틀이 아닌 평생 관리하는 것은 결코 쉬운 일이 아닐 것이다.

결국, 당뇨병을 진단받고 치료를 위해서 환자스스로 해야하는 평생관리리스트가 있는데, 현실적으로 실현 불가능한 내용이다. 또한 당뇨 관리를 위해 식품을 선택할 때에도 내 몸에 맞는지, 내 몸에 도움이 되는 식품인지 정확하게 알아보고 선택해야 한다.

더구나 이러한 식습관 관리는 혈당이 내려가는 것처럼 보이면서 수치상으로 혈당관리가 잘되고 있는 것으로 느껴질 수 있어도, 영양불균형으로 건강에 해가 될 수도 있다.

또한 당뇨 합병증의 최대 관리는 예방이다. 당뇨병 환자라면, 금연은 필수이고, 고혈압을 적극적으로 관리해야 한다.

당뇨관리, 혈당을 낮추기 위해서 꾸준한 운동을 병행해야 한다. 운동도 나에게 필요한 내 몸 상태와 상관없이 무리하게 운동한다면 몸은 더 피곤할 것이고, 바쁜 일상생활에서 꾸준히 운동을 실천하기란 쉽지 않다.

따라서 스트레스가 많은 바쁜 현대인이 당뇨를 100% 예방하고 평생관리 한다는 것은 현실적으로 불가능하다.

건강 명언

"여러분의 차를 운전해줄 사람을 고용하고,
돈을 벌어줄 사람을 고용할 수 있지만,
여러분 대신 아파 해줄 사람을 구할 수는 없습니다."

– 스티브 잡스(Steve Jobs, Steven Paul Jobs) –

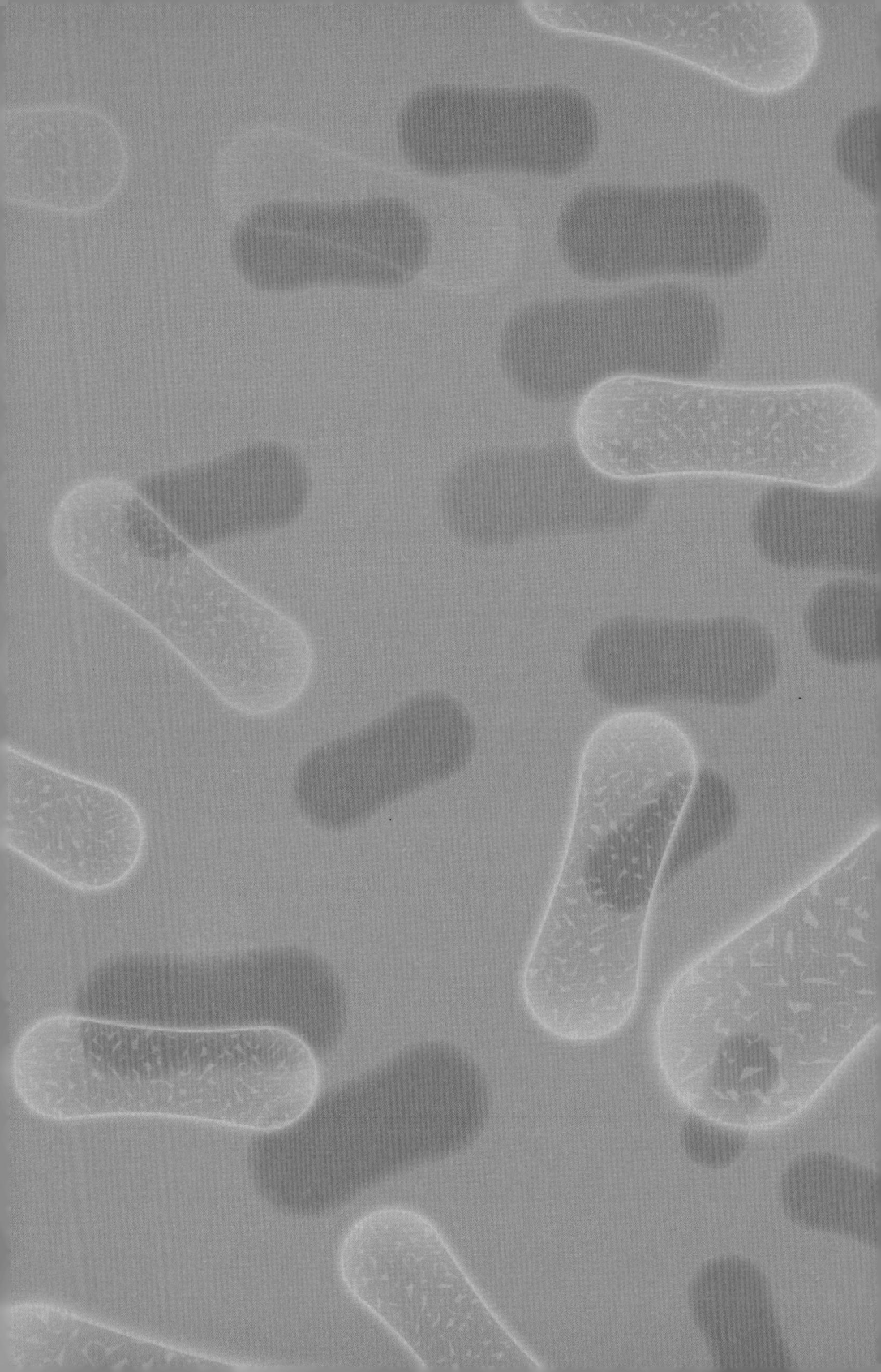

PART 3
당뇨의 미생물 요법

1. 마이크로 바이옴 치료제 시대
장내 미생물이 소화력, 각종 질병에 영향을 미치는 것으로 알려지면서 면역항암제와 비만, 당뇨 등의 치료제 개발 시도가 최근 활발해지고 있다.

2. 당뇨와 미생물 요법
체질에 맞는 자연 발효로 당뇨병을 치료한다.

3. 미생물로 '당뇨'를 극복한 사람들 이야기
미생물 요법(발효약)을 복용한 환자들의 진심 담긴 인터뷰로 당뇨병 극복이야기를 만나본다.

01 마이크로 바이옴 치료제 시대

장내 미생물 관리로 비만, 당뇨 등을 치료한다

우리 몸에 서식하는 미생물은 1000조개로, 전체 미생물 무게는 체중의 1~3%에 해당하는 1.5kg~2kg 정도지만, 인간의 세포의 10배에 달한다.

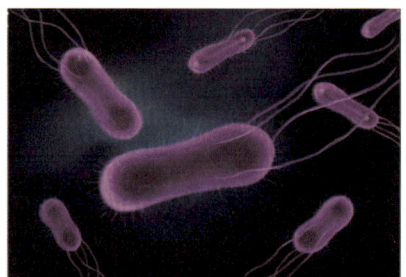

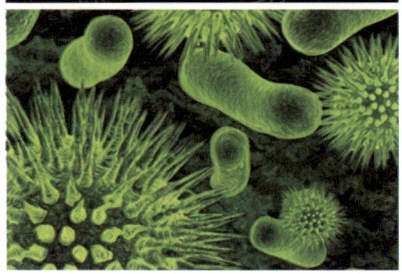

미국 워싱턴대학교 제프리 고든 교수 연구팀은 '비만인 사람의 장내 세균 비율은 박테로이데테스(날씬균)보다 퍼미쿠테스(비만균) 계열군이 약 3배 더 높은 것으로 나타났다'고 발표해 관심이 주목된다.

앞서, 워싱턴대학교 제프리 고든 박사가 장내 미생물에 따라 살이 찌거나 빠진다는 연구를 이미 발표했고, 국내 연구진도 장내 미생물 균형에 따라 살이 찌거나, 빠지는 효과가 나타날 수 있다는 연구를 속속 발표하고 있다.

박테로이데테스(Bacteroidetes)균 종류들은 탄수화물 대사와 연관이 있다고 많이 알려져 있는데, 국내에서도 실험용 쥐 실험으로 살을 빠지게 하는 미생물인 박테로이데테스가 장내 미생물 중 비율 우위를 나타내게 되면, 탄수화물을 장에서 분해·배출하는 효과로 체중이 줄어들어 탄수화물에 의해 살찌는 것을 막을 수 있다는 연구를 발표하기도 했다.

소화에 관여하는 장기와 기관

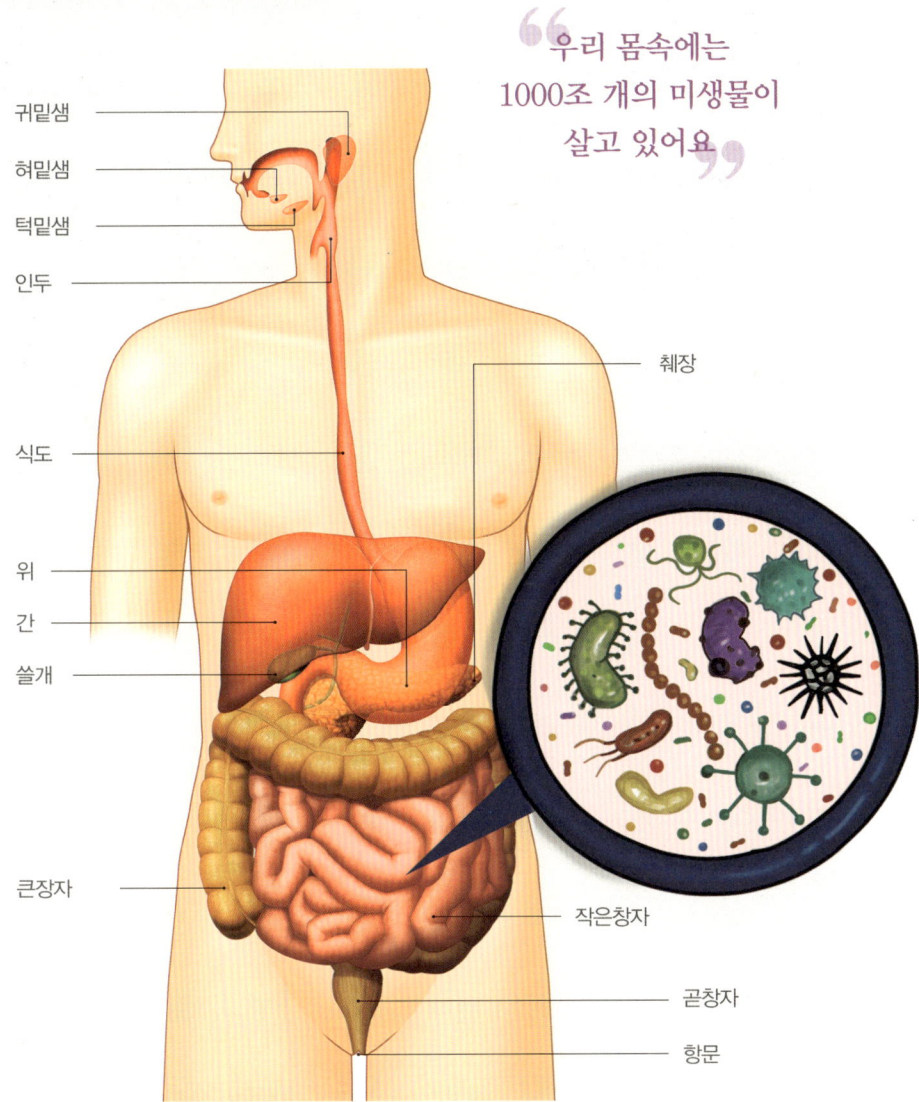

"우리 몸속에는 1000조 개의 미생물이 살고 있어요"

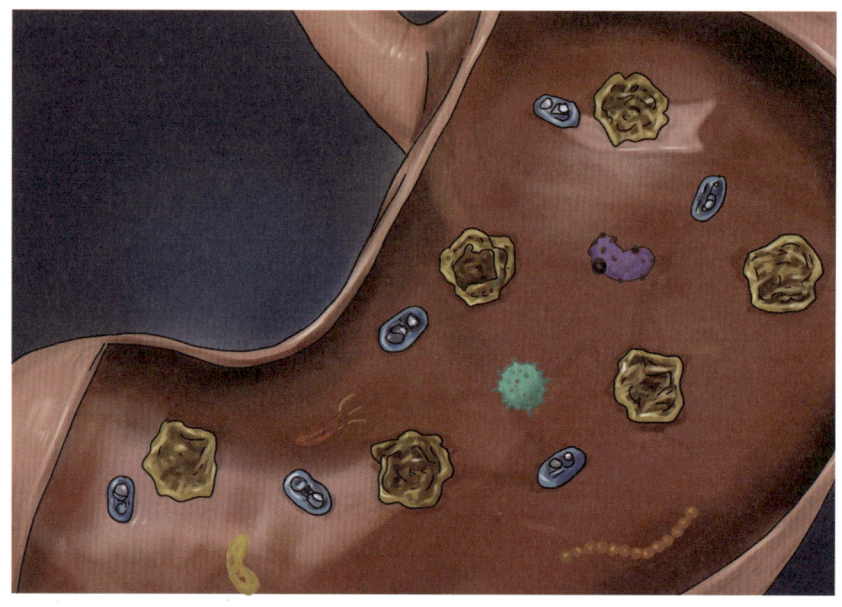

"내 몸 안의 미생물로 나를 치료한다."

　이처럼, 장내 미생물은 단순히 우리 몸에 기생해서 사는 것이 아니라 우리 몸과 활발하게 교류한다. 무엇보다도 장내 미생물이 소화력과 각종 질병에 영향을 미치는 것으로 알려지면서, 의학계에서 비만, 아토피, 대장염 등 다양한 질병이 미생물과 관련 있다는 연구가 활발하게 이뤄지고 있고, 이를 활용한 임상시험도 진행 중이다.
　고대 그리스의 히포크라테스가 '건강은 장 속에 있는 미생물에 의해서 결정된다.' 라고 했는데, 2000년이 지난 지금 그의 말이 사실로 증명되고 있다.
　특히, 미생물이 면역질환과 대사성질환, 감염성질환 등 다양한 질환에 영향을 미칠 수 있다는 연구 결과로, 몸속 미생물이 질병을 치료할 수 있는 '주역'으로 떠오르고 있는데, 마이크로바이옴

(microbiome)을 활용한 건강기능식품에서 항암제, 그리고 화장품까지 다양하게 개발되고 있다.

앞으로 우리 몸속에 살고 있는 미생물 '마이크로바이옴'의 조절과 치료를 통해 인간의 질병을 개선하고 치료하여, 건강과 수명을 연장하게 되는 시대가 올 것이다.

"장내 미생물을 잘 관리하는 것은 무병장수의 지름길"

장내 미생물의 분포를 좌우하는 것은 음식, 생활습관, 그리고 스트레스 등 자신이 평소 지니고 있는 생활 요인에 의해 조절된다.

특히 "하루 세끼 무엇을 섭취하느냐"의 식습관은 장내 미생물 조성에 큰 영향을 미친다.

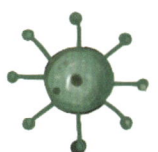

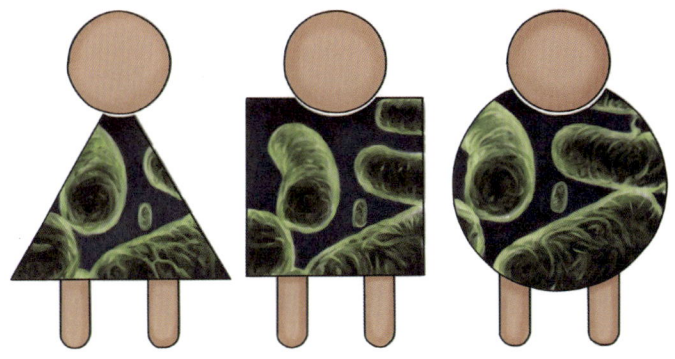

02 당뇨와 미생물 요법

체질에 맞는 자연 발효로 당뇨병을 치료

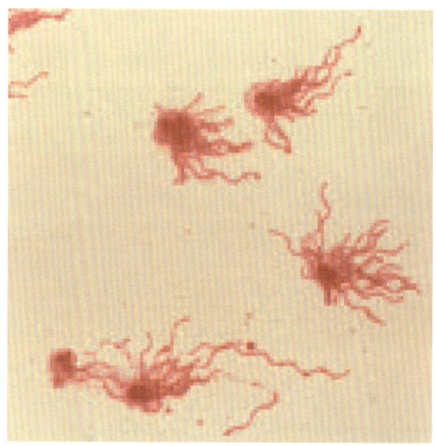

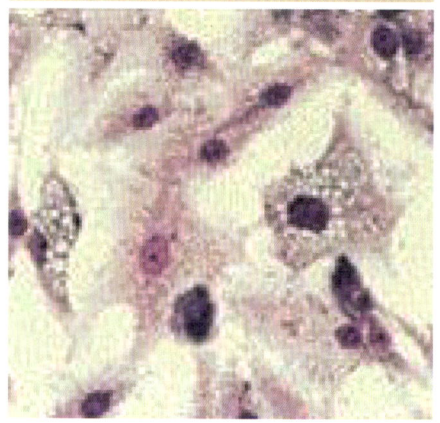

수천 년 전부터 인간과 공생한 미생물이지만, 과학자들에게 '잊혀진 장기'나 다름이 없었다. 하지만 이제 장내 미생물로 질병을 치료하는 시대가 됐다. 그런데, 과거보다 감염성 질환은 감소했지만, 비만이나 당뇨와 같은 대사질환이 많이 증가하고 있다는 것이다. 이것은 곧 환경적 요인으로 우리 몸속의 미생물에 변화를 주고 있다는 것이며, 미생물의 변화가 곧 질병으로 이어진다는 것이다.

당뇨를 '평생관리하며 살아가는 벗'이라고 한다. 이 말은 당뇨라는 질병은 혈당을 잘 조절하고, 생활습관을 잘 지킨다면 당뇨 합병증을 막을 수 있는 비교적 안전한 만성질환이라고 뜻이다.

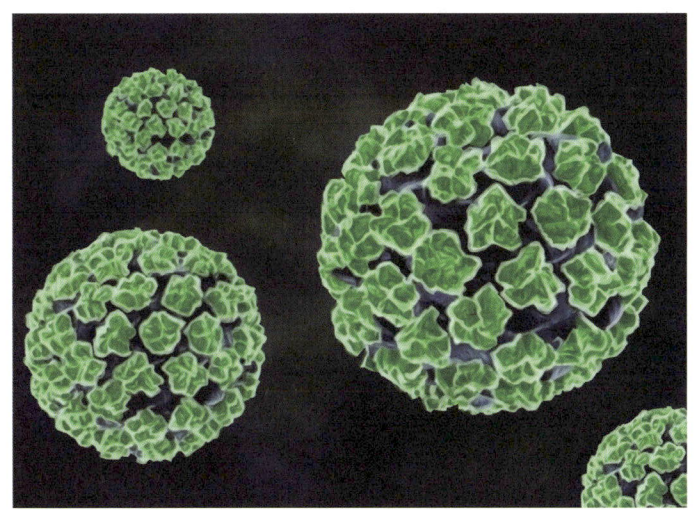

또한 평생 철저하게 조절하고 관리하면, 오히려 다른 사람보다 일찍 건강에 관심을 가지면서 식이요법과 꾸준한 운동을 통해 건강을 유지하며 다른 질병까지 막을 기회가 될 수 있다고 한다.

하지만, 당뇨는 철저한 관리, 특히 혈당 수치 관리가 만능은 아니다. 실제로 2008년 '아코드 연구'에서 일부 당뇨 환자는 너무 철저한 혈당조절로 오히려 심혈관계 사망률이 증가한다고 발표되면서 당뇨 환자의 치료 가이드라인이 바뀌기도 했다.

결국, 당뇨의 공복혈당은 110mg/dl이하, 식후 혈당은 165mg/dl이하, 당화혈색소는 6.5% 이하로 조절하는 것이 혈당조절의 목표인데, 혈당조절에만 신경 쓸 것이 아니고, 기초체력 즉 내 몸을 건강하게 돌려놓는 것이 우선일 것이다.

미생물의 변화로 대사질환이 증가하고 있는 이 시점에서, 당뇨병 치료를 위해서

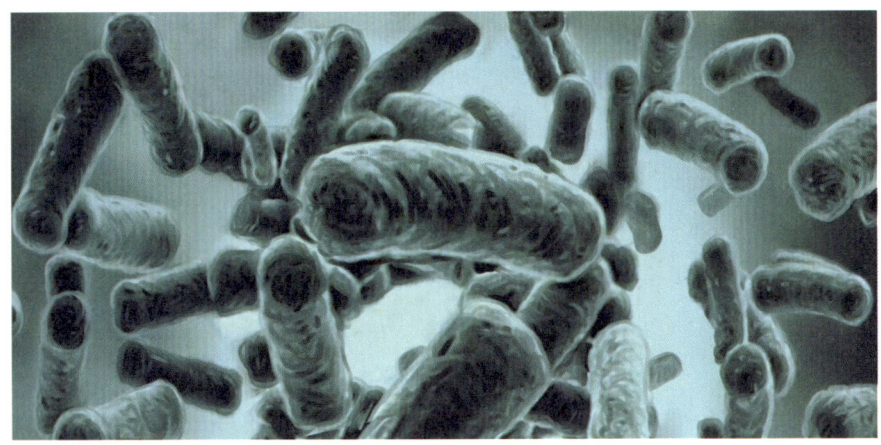

내 몸 안의 장내 미생물을 건강한 자연의 상태로 돌려놓는 것이 선행되어야 할 과정인 것이다.

■ 당뇨 치료의 새로운 발상 – 미생물 요법

지피지기(知彼知己)면 백전백승(百戰百勝)이다.

이 말을 모르는 사람은 없을 것이다. 당뇨와의 싸움, 당뇨를 이겨내는 첫 번째 길은 당뇨에 대해서 잘 아는 것이다. 당뇨의 원인을 알았다면, 당뇨를 관리하기 위해서 노력하면 된다.

하지만 사회생활을 하는 직장인에게 음식조절과 식단관리는 쉽지 않다.

당뇨가 유전적 요인으로 발병하기도 하지만, 서구적인 식습관과 스트레스 그리고 운동부족과 같은 환경적 요인이 크게 작용한다. 그런데 현실적으로, 사회생활을 하는 당뇨병 환자가 환경적 요인을 쉽게 바꿀 수 없는 것이 현실이다.

쉽게 말해서 "지피지기면 백전백승이다."라는 말이 당뇨에서 만큼은 예외라는 것이다. 왜냐하면, 불치병, 평생 관리를 하는 병으로 인식된 당뇨를 사회생활을 하면서, 기름진 음식과 고단백 음식들이 유혹하는 현실에서 얼마나 제대로 관리 할 수 있을까? 하는 점이다.

당뇨를 잘 알고 이해해도 당뇨는 현재와 같은 생활습관이 반복된다면 절대로 고칠 수 없는 병이다.

"내 몸을 미생물로 건강한 자연의 상태로 만든다"

그래서 필요한 것이 내 몸을 자연으로, 최초의 건강한 상태로 돌리는 것이다. 이것이 미생물 요법의 핵심이다.

우선, 내 몸을 건강한 상태로 만드는 것이다. 즉 내 몸속 장내 미생물이 최초의 건강한 상태로 되돌아가고, 몸을 튼튼하게 지켜준다면, 환경적 요인에도 흔들림 없이 버틸 수 있게 되는 것이다.

쉽게 말해서 사람이 건강한 상태일 때의 장내 미생물 구성과 비율로 만들어주고, 유지하는 것이다. 물론 당뇨를 이기기 위해서 당뇨와 당뇨병에 대한 기본적인 이해와 상식은 전제되어야 한다.

■ 당뇨, 습관을 바꾸고 평생관리 한다면 극복할 수 있다?

우리나라뿐만 아니라 전 세계적으로도 당뇨 환자의 수가 급증하고 있는데, 어쩌면 당뇨치료제의 발전 속도보다 당뇨 환자의 증가속도가 더 빠를 것이다. 유명·세계 최고의 제약회사에서 당뇨 치료약을 내놓고 있는데, 문제는 보통 당뇨 약을 3~5년 먹고 나면 더 강한 약으로 바꾸게 되는 것이다. 하루에 한 번 먹던 약을 두~세번 먹는 약으로 양과 복용 횟수가 늘어나게 되고, 결국에는 인슐린주사를 맞게 되는 과정을 밟는 당뇨병 환자가 많다.

당뇨병 약이 효과가 없다는 것이 아니라 내 몸 안의 미생물 체계가 무너진 상태에서, 당뇨치료약만 늘리는 것으로 당뇨병은 절대 치료되지 않는 다는 것이다.

또한, 대부분 질병은 우리 몸 안에 염증이 생겨서 발생이 되는데, 당뇨도 마찬가지이다. 당뇨도 췌장에 염증이 생겨 정상적으로 인슐린을 만들지 못하는 상태를 말한다. 그래서 췌장을 염증이 없는 원래의 건강한 상태로 만드는 것이 당뇨치료의 해법이기도 하다. 즉, 건강한 미생물이 췌장에 적당한 비율로 존재한다면, 염증은 자연 회복되며, 당뇨를 치료하는 효과를 얻게 되는 것이다.

〈발효약〉의 올바른 복용법 및 주의사항

1. 미생물 요법 〈발효약〉 복용법

① 물과 발효약을 20:1로 희석한다.
② 이때, 물은 생수 또는 정수를 사용한다.
③ 1일 1통 복용하며, 하루에 수시로 나눠서 복용한다.
④ 단, 잠들기 전에는 반드시 복용한다.

2. 주의사항

① 미생물 요법 〈발효약〉은 머그컵이나 플라스틱, 유리컵에 담아서 보관 및 복용한다. 스테인리스나 금속용기는 피한다.
② 〈발효약〉은 햇빛(직사광선)에 노출되면 안 된다.
③ 〈발효약〉은 실온에 보관한다(냉장고 사용 금지).

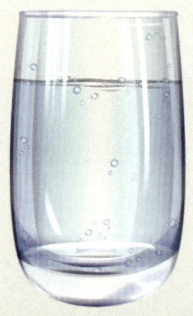

☞ 치료를 위해서 항상 마음을 따뜻하게, 몸을 덥게 하는 자세와 정신이 중요하다. 발효약을 꾸준히 복용하면 내 몸 안 장내 미생물의 균형을 회복하게 되고, 몸은 건강한 상태로 돌아가게 된다.

03 미생물로 '당뇨'를 극복한 사람들 이야기

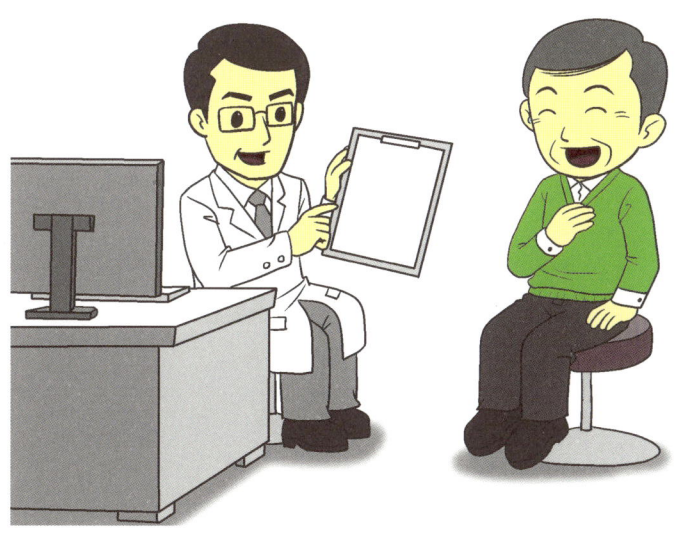

"당뇨를 관리했지만 약의 개수만 늘어났어요. 그런데…" 송영선 (55세)

"선택하지 않았더라면 평생 후회할 뻔 했어요" 박종현 (55세)

"의사로서 스스로의 건강을 지키지 못했습니다…" 세가와 (67세)

"엄마가 당뇨병으로 돌아가셨어요. 저도 주의했어야 했는데…." 최수진 (45세)

"20년과 동고동락한 당뇨와 이별합니다…" 이종수 (72세/남자/서울/임대업)

"당뇨가 오면서 우울증까지… 그러나, 이제 삶이 희망으로 변했습니다." 이형숙 (63세)

"잦은 회식과 비만…. 당뇨가 올 수 밖에 없는 슬픈 현실입니다." 김우성 (48세)

치료사례 01

"당뇨를 관리했지만
약의 개수만 늘어났어요. 그런데…"

미생물 요법 사례자

송영선 (55세/여자/서울)

평생을 일하고 바쁘게 살아왔습니다. 50대가 되면서 누적된 피로 때문인지 자꾸 피곤해지고 무기력해졌습니다. 처음에는 나이 탓이라고 생각했습니다. 그런데 무기력해지는 증상은 점점 더해지고, 운동하지 않았는데 체중이 갑자기 3개월 만에 6kg이나 감소하였습니다.

주변에서도, 일터에서도 '어디 아픈 게 아니냐'라는 소리를 자주 듣게되고 살이 갑자기 빠져 불안한 마음이 들어 건강검진을 받게 되었습니다.

병원에서 종합건강검진을 받았는데, 생각지도 못한 결과를 받았습니다. 공복 혈당 160mg/dl, 식후 혈당은 300mg/dl까지 나왔습니다. 거기에 혈압은 170/100mmHg으로 충격 그 자체였습니다. (정상혈압:120/80(수축기/이완기)mmHg이하, 고혈압:140/90mmHg 이상)

건강관리를 너무 안했다고 자책할 시간도 없이, 의사선생님이 처방해주신 혈당약과 혈압약, 그리고 혈액순환 개선제를 복용하면서 당뇨와 혈압 관리에 들어갔습니다.

그리고 당뇨에 대한 많은 정보를 찾아보면서 식생활습관을 개선하려고 노력했습니다.

그런데, 혈당약, 혈압약, 혈액순환개선제를 2년 동안 복용하면서 간수치가 올라가게 되었고, 결국 간기능 회복 약까지 매일 복용하게 되었습니다. 2년 동안 당뇨

치료를 위해서 노력하고 관리하면서 건강에 누구보다 신경 썼는데도 불구하고 약을 한 가지 더 늘리는 결과만 얻었습니다.

그 결과 저의 무기력감은 더 해지고, 점점 자신감도 떨어지면서 대인기피증까지 와서 하던 일까지 그만두게 되었습니다.

그런데, 우연히 박기원 원장님의 미생물 요법으로 당뇨를 치료한다는 〈발효약〉을 알게 되었고, 지푸라기라도 잡는 심정으로 복용하였는데, 정말 놀라운 결과를 수치로 확인하게 되었습니다.

정말 '기적'이라고 말하고 싶을 뿐입니다. 2년 동안 저를 그렇게 힘들게 했던 당뇨와 혈압 수치가 점점 떨어지기 시작했고, 발효약을 한 달 정도 복용하면서 정상으로 모든 수치가 회복되었습니다. 이제는 약을 먹을 필요가 없어지면서 지금은 모든 약을 다 끊은 상태입니다.

현재, 혈당수치뿐만 아니라 혈압도 정상, 간수치도 정상인데, 특히 혈당을 110mg/dL으로 유지하게 되니 너무 행복할 뿐입니다. 친구들도 건강해졌다며 같이 기뻐해주고 있습니다.

당뇨를 극복하고 건강을 되찾게 해 주신 박기원 원장님께 정말 감사하다는 말을 전합니다.

치료사례 02

"선택하지 않았더라면
평생 후회할 뻔 했어요"

미생물 요법 사례자
박종현 (55세/남자/미국LA)

저는 미국 LA에서 거주하고 있습니다. 미국에서 살다보니 아무래도 한국보다 기름진 음식이나 인스턴트를 많이 접하면서 살았습니다. 그리고 12년 전 당뇨병을 진단받고 당뇨약을 복용하게 되었습니다. 처음 당뇨를 진단받았을 때만 하더라도, 당뇨는 음식조절을 잘하고, 운동을 꾸준히 하면서 관리만 잘한다면 큰 문제가 없는 비교적 착한 병이라고 했습니다.

그래서 당뇨는 장기전으로 가야하는 병이라고 생각하고, 관리하려고 노력했지만, 솔직히 자영업을 하는 저에게 식습관을 바꾸고, 술자리도 피하면서 당뇨를 관리하기란 절대 쉽지 않았습니다. 그래도 당뇨로 무서운 합병증을 유발하기 때문에 마음으로 노력하려고 애썼습니다.

그런데, 2년 전부터 혈당수치가 290mg/dl 계속 높아졌고, 혈압 180/120mmHg이 나오면서, 결국 인슐린 주사를 맞게 되었습니다. 정말 속상했습니다. 병이 더 악화되었다는 생각에 12년 동안의 저의 노력과 많이 도와준 가족의 얼굴이 떠올랐습니다.

당뇨치료의 뾰족한 방법을 찾지 못한 채, 인슐린 주사만 맞으면서 시간을 보내던 차에, 추석명절을 맞아 한국을 방문하게 되었습니다. 오랜 친구 소개로 박기원 박사님이 당뇨를 미생물 요법으로 치료한다는 것을 알게 되었고, 치료를 권유받았습니다.

12년 동안 다양한 치료도 하고, 관리했지만 당뇨병을 고친다는 것이 쉽지 않다는 것을 알고 있던 저는 솔직히 반신반의했습니다.

그래서 미생물 요법이 어떤 것인지, 장내 미생물이 왜 중요한지 인터넷도 검색하고 공부를 했습니다.

박기원 박사님의 말씀처럼 우리 몸은 최초에 건강한 유익균을 갖고 있었지만, 여러 가지 요인으로 유익균이 무너지는 장내 환경이 되었고, 결국 건강전체가 무너지게 된다는 사실을 알게 되었습니다.

그래서 우리 몸 장내 유익균을 증식시켜준다면, 건강은 자연히 좋아질 것이라는 생각이 들었습니다. 그리고 미생물 요법에 도전했는데 저의 선택은 옳았습니다. 미생물 요법인 발효약을 한 달 정도 복용하면서 인슐린 주사를 끊게 되었고, 혈당수치도 정상을 회복했습니다. 혈압도 140/90mmHg으로 떨어진 상태입니다.

지금은 미국에서 열심히 생활하면서 당뇨약과 혈압약을 완전히 끊은 상태입니다. 당화혈색소도 5.9%, 혈압은 130.80mmHg입니다.

설을 맞아 한국을 방문하면서 지난 추석에 친구들과 함께 마시지 못했던 술도 마셨습니다. 물론 조금 마셨습니다. 그리고 고기뿐만 아니라 이것저것 다양하게 먹는 제 모습을 보고 친구들이 더 깜짝 놀라는 표정이었습니다. 친구들도 그 동안 수년간 제가 당뇨로 고생하고 있는 사실을 잘 알고 있었기 때문입니다.

지금은 혈당과 혈압이 정상으로 돌아오면서 건강했던 옛 모습을 되찾아서 너무 행복하고 기쁩니다. 박기원 박사님 정말 고맙습니다.

치료사례 03

"의사로서 스스로의 건강을
지키지 못했습니다..."

미생물 요법 사례자
세가와 (67세/남자/일본나고야/의사)

저는 일본에서 평생 아픈 환자를 돌보며 의사로서 사명감을 가지고 열심히 살아온 세가와입니다. 환자의 생명을 구하고, 진료하면서 살아온 지나온 세월 동안, 저는 의사로서 제 자신의 건강을 지키기 못했습니다.

당뇨를 진단받으면서, 의사인 제가 저의 건강을 챙기지 못했는데, 환자들이 저를 신뢰할 수 있을까하는 자괴감이 들었습니다.
더구나 저희 부친은 당뇨합병증으로 신장투석까지 하면서 오랜 세월 당뇨로 고생하시다 돌아가셨습니다. 당뇨가 유전적인 요인으로 저도 당뇨병에 걸릴 가능성이 있다는 사실을 알면서도, 은연중에 저는 예외일 것이라 생각 했습니다.

그렇게 방심하던 제가 51세가 되던 해에 당뇨가 찾아왔습니다.
발병 당시 혈당수치는 250~300mg/dl 이었고, 얼마 지나지 않아 혈압도 170/110mmHg으로 상승했습니다.
하루에 당뇨약 2정과 혈압강하제 1정을 복용하는 생활을 기약 없이 반복해야했습니다.
그렇게 수년간 당뇨약을 복용하면서 지내던 저는 지난 2018년 7월 지인의 소개로 서울에서 박기원 박사님을 만나게 되었습니다.
미생물 요법으로 당뇨를 치료할 수 있다는 이야기를 듣고, 장내 미생물에 대한

배경지식이 있었던 저는, 미생물로 당뇨를 치료할 수 있을 것이라는 확신이 들었고, 망설임도 없이 복용했습니다.

  미생물 요법〈발효약〉을 복용한지 15일정도 지나면서 혈당이 정상으로 회복되었고, 20일 정도 지나서는 혈압도 정상수치가 되었습니다.

  지금은 당뇨약과 혈압강하제를 완전히 끊은 상태입니다. 정말 70을 바라보는 이 나이에 새 삶을 찾은 것 같아 매우 행복합니다.

  심장마비, 뇌졸중, 신부전, 망막증 등과 같은 합병증의 위험이 있기 때문에 당뇨병 관리의 가장 기본은 혈당을 조절하는 것입니다.

  미생물 요법〈발효약〉 복용으로 바람직한 혈당관리를 해보시기 바랍니다.

  의사로서 바람이 있다면, 미생물 요법이 보다 널리 보급되어 많은 당뇨환자에게 희망이 되기를 기대할 뿐입니다.

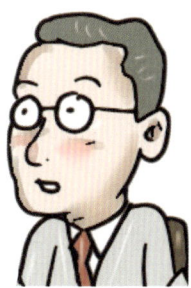

치료사례 04

"엄마가 당뇨병으로 돌아가셨어요. 저도 주의했어야 했는데...."

미생물 요법 사례자
최수진 (45세/여자/경기도 광명)

"당뇨가 유전된다. 가족력 있는 질병이다."

누구나 알고 있는 상식 아닌 상식일 것 같습니다. 저 또한 어머니가 당뇨로 고생하시다가 일찍 돌아가셨기 때문에 당뇨병이 얼마나 무섭고 힘든 병인지 잘 알고 있었습니다. 그래서 당뇨가 저에게 유전될지 모른다는 압박감 불안감을 가지고 살았습니다. 하지만, 불안한 마음뿐이지, 실제로 불규칙한 생활을 하는 저는 건강이 무너질 수 밖에 없는 환경이었습니다.

올해 45살인 저는, 직업 때문에 어쩔 수 없이 밤새는 날이 많고, 술도 거의 매일 마셨습니다. 그리고 5년 전, 저의 예상보다 일찍 당뇨를 진단받았습니다. 그제야 아차했습니다. 어머니가 당뇨로 돌아가신 걸 옆에서 지켜봤으면서도 건강관리를 하지 못했던 제 탓이 컸습니다.

제 탓만 하기에는 이미 당뇨병을 진단받았고, 많이 후회하면서도 일을 그만둘 수 없는 상황이었기 때문에 혈당강하제만 계속 복용하면서 불규칙한 생활을 이어갔습니다.

혈당강하제만으로 저의 질병이 완치될 것이라 기대하지 않았습니다. 이 상태에서 더 나빠지지만 않기를 바랐습니다.

그런데 우연히 박기원 박사님을 만나 미생물 요법이란 걸 알게 되었고, 망설임 없이 복용했습니다.

사실 그동안 많은 사람의 당뇨치료 사례와 후기를 통해 당뇨치료가 쉽지 않다는 것을 알고 있었습니다. 그래서 박기원 박사님의 미생물 요법은 새로운 치료 방법이라서 관심이 더욱 생겼습니다.

〈발효약〉을 복용하기 시작하고 정확하게 25일이 지나면서 혈당이 내려가기 시작했습니다. 지금은 혈당강하제를 끊은 상태이고, 당화혈색소가 6.1% 정상수치 범위 안으로 들어오기 시작했습니다. 현재 혈당수치가 140mg/dl이고, 오랜 세월 저를 괴롭혔던 만성요통까지 좋아진 상태입니다. 건강했던 예전으로 몸이 회복되니까 자연히 몸 구석구석 아팠던 부분도 회복되는 것 같습니다. 미생물요법으로 일거양득의 효과를 얻은 셈이죠.

당뇨가 5~60대가 되어야 나타날 줄 알고 지내다가, 40세에 당뇨를 진단 받았을 때는 절망 그 차제였는데, 요즘은 너무 행복할 뿐입니다. 감사합니다. 박사님! 당뇨로 고생하는 주변 사람들에게 많이 알리도록 하겠습니다.

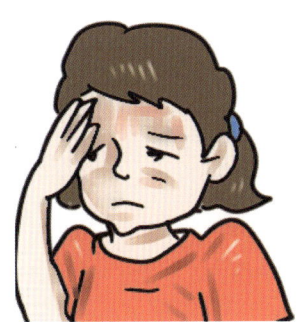

치료사례 05

"20년과 동고동락한 당뇨와 이별합니다…"

미생물 요법 사례자
이종수 (72세/남자/서울/임대업)

저는 72세로 20년 이상 당뇨병과 동고동락하고 있는 당뇨쟁이입니다. 요즘 100세 시대라고 하죠? 정말 당뇨만 없다면, 100세까지 건강하게, 팔팔하게 살 수 있을 것 같은데, 당뇨 때문에 100세 시대라는 말은 남의 얘기나 다름이 없었습니다.

저는, 49세 당뇨와 고혈압을 진단받았습니다. 그래도 별다른 합병증 없이 건강하게 살 수 있었던 것은 나름대로 운동도 열심히 하면서, 당뇨를 꾸준히 잘 관리했기 때문이라고 생각했습니다.

그런데 8년 전 부터 혈당수치가 300mg/dl 로 오르내리기 시작하면서, 피하고 싶었던 인슐린 주사를 2년 전부터 맞게 되었습니다.

인슐린 주사를 맞으면서 식단조절과 운동으로 당뇨를 관리해도 소용없다는 생각이 들면서 만사 귀찮아지고 생활 모든 면에서 의욕이 떨어졌습니다. 한마디로 건강을 거의 포기하다시피 생활했습니다.

그런데 우연히 알게 된 모임에서 박기원 박사님 강의를 듣고, 미생물 요법을 시작하게 되었습니다.

미생물 요법으로 발효약을 복용한지 한 달이 지나면서 신기하게도 혈압이 많이 떨어지기 시작했고, 얼마 전 부터 혈당수치도 떨어지기 시작했습니다.

온갖 방법을 다 동원해도 떨어지지 않던 거머리 같았던 지긋지긋하던 당뇨였습니다. 20년 가까이 저와 울며 겨자 먹기로 동고동락하던 당뇨가 제 몸에서 떨어지기 시작한 것이죠.

　매일 꾸준히 발효약을 복용하면서 건강이 좋아졌습니다. 이제는 인슐린 주사를 끊고, 당뇨약과 혈압약도 복용하지 않고 있습니다.

　미생물 요법만으로 혈당수치 정상, 당화혈색소를 5~6%유지하고 있다는 것이 신기할 따름입니다. 오랜 세월 꾸준히 다니던 병원에서도 관리 잘했다고 칭찬해주고 있습니다. 미생물 요법 밖에 복용한 게 없는데 말이죠!

　요즘은 정말 새 삶을 찾은 것만 같아 모든 것이 새롭고, 평범한 일상도 모든 것이 행복 그 차제 입니다. 더구나 이 나이에 시력이 좋아져서 눈이 밝아진 느낌입니다. 정말 아침마다 기쁨으로 충만합니다.

　무엇보다도 건강을 회복해 행복합니다. 오랜 세월 당뇨로 고생한 분들에게 미생물 요법을 권하고 싶습니다.

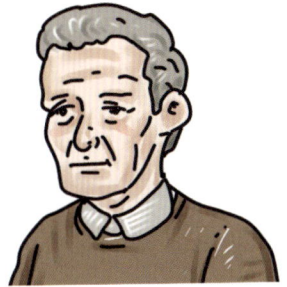

치료사례 06

"당뇨가 오면서 우울증까지…
그러나, 이제 삶이 희망으로 변했습니다."

미생물 요법 사례자
이형숙 (63세/여자/경기도 구리)

저는 일식집을 운영하면서 바쁘게 사는 60대입니다.

9년 전부터 혈압이 높아 고혈압 약을 복용했고, 4년 전 다니던 내과에서 식후혈당치가 280mg/dl이 나오면서 당뇨병 진단을 받았습니다. 그리고 고혈압약과 함께 당뇨약도 복용하게 되었습니다.

고혈압 때문에 평소에 조심하고 주의 했었는데, 당뇨까지 진단받으면서 제 삶은 무너졌습니다. 두 가지 약을 평생 먹어야 한다고 생각하니 건강에 대한 자신감도 없어지고 생활에 희망이 없어졌습니다. 결국 우울증까지 찾아오면서 신경정신과에서 치료를 받는 상황까지 되었습니다.

남들 보기에 번듯한 일식집 사장님에서 우울증으로 정신과를 다니는 상황까지 된 것이죠. 그때는 정말 눈물만 나고, 삶에 의미조차 없어지고, 사는 것조차 싫게 느껴졌습니다.

그래도 살아야하기 때문에, 좋다는 민간요법부터 시작해서 식단관리까지 안 해본 것이 없을 정도로 다 해봤습니다.

그러면 혈당이 가끔 떨어지기도 했지만, 정상으로 돌아가지는 않고, 결국 혈당은 다시 위험수준이 되었습니다.

그러던 중 박기원 박사님의 미생물 요법인 발효약을 알게 되었고, 마지막 희망으로 발효약 복용을 시작하게 되었는데, 놀랍게도 복용한지 20일 지나면서부터 혈당이 떨어지기 시작했습니다.

정말 신기할 뿐이었습니다. 그리고 지금은 혈당과 혈압까지 정상이 되어, 두 가지 약을 모두 끊은 상태입니다. 정말 정상이 되었다는 것이 꿈만 같습니다.

당뇨를 인정하는 순간 약복용을 하고, 평생 관리해야 되는 무서운 병입니다. 당뇨가 왔다고 해서 저처럼 삶의 희망을 잃어버리게 되면 더 위험한 상황을 초래하게 됩니다. 당뇨환자들이 미생물 요법으로 삶의 희망을 놓는 일이 없기를 바랍니다.

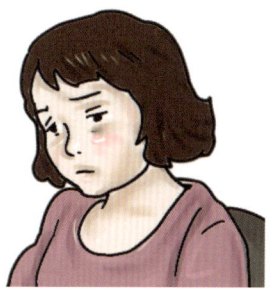

치료사례 07

"잦은 회식과 비만….
당뇨가 올 수 밖에 없는 슬픈 현실입니다."

미생물 요법 사례자
김우성 (48세/남자/경기도 수원/회사원)

저는 48세 영업일을 하는 직장인입니다. 영업부에 근무하다보니 회식이 남들보다 자주 있고, 늦은 밤까지 거래처와의 술자리가 자주 반복되다보니 운동하고는 거리가 먼 생활을 하게 되었습니다.

이런 반복된 생활을 한 결과 체중은 97kg까지 증가하면서 비만이 되었습니다. 솔직히 비만이라고 해도 '배 나온 것은 인격이다'라고 우스갯소리하면서 살 빼거나 건강에 큰 문제가 될 것이라는 생각은 미처 하지 못했습니다.

그런데, 2년 전 건강검진을 통해 혈당치 250mg/dl이 나오면서 당뇨약을 복용하게 되었습니다. 당뇨약을 복용하면서 영업일을 계속하던 저의 생활패턴은 크게 달라진 것은 없었습니다.

그러던 중, 어머니가 당뇨합병증으로 시력을 거의 잃고 고생하시는 것을 보면서 겁이 나기 시작했습니다. 아내도 시어머니의 모습을 보면서 저보다 더 불안감을 겪는 모습을 보면서 당뇨병에 대한 심각성과 현실을 깨닫게 되었습니다.
다행스럽게도 박기원박사님의 미생물 요법을 알게 되면서, 〈발효약〉을 하루도 거르지 않고 복용했는데, 그 결과 당뇨약을 끊게 되었습니다.

당뇨약을 끊어도 될지 망설일 이유가 없었습니다.

왜냐하면, 혈당치 120mg/dl, 당화혈색소 6%내외 유지하는데, 당뇨약을 더 복용할 이유가 없겠죠!

당뇨약도 끊고, 건강이 회복되면서 체중도 자연스럽게 감소하였고, 지금은 78kg을 유지하고 있습니다. 가장 기쁜 것은 저의 건강회복으로 우울했던 아내가 밝아져서 가정이 화목해졌다는 것입니다. 정말 감사드려요 원장님!

건강 명언

"건강과 지성은 인생의 두 가지 복이다"

– 메난드로스(Menandros)–

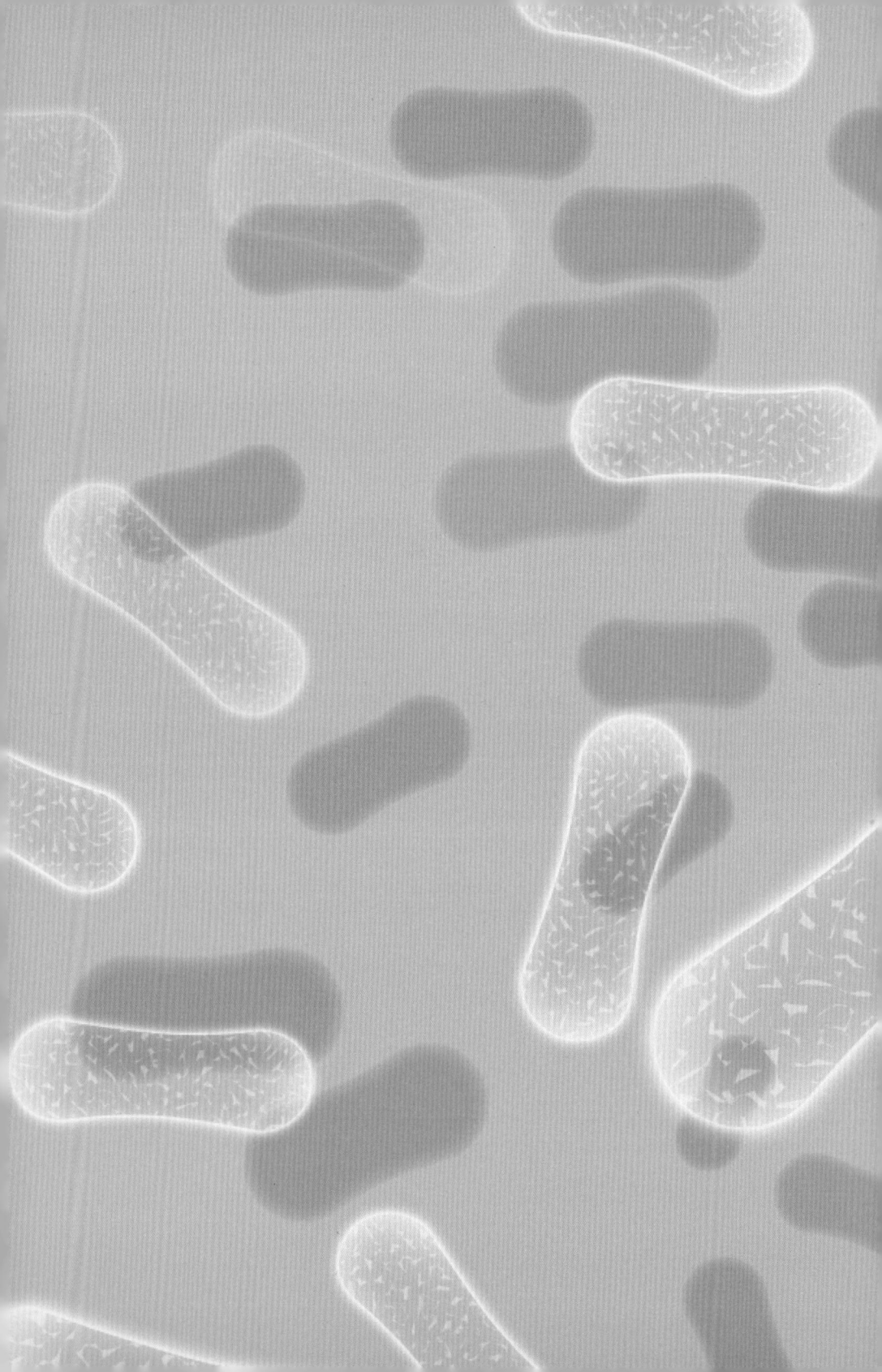

PART 4
미생물이 우리 몸을 지킨다

1. 미생물 균형으로 질병을 예방한다
장내 미생물 구성의 심각한 불균형이 생기면 만성질환 원인 요소가 될 수 있다. 내 몸을 살리기 위해서는 장내 미생물의 균형 회복이 중요하다.

2. 발효와 건강
장내 유익균에 도움 되는 자연 발효된 음식을 섭취하여 건강을 회복한다.

3. 물과 생명
좋은 물 앞에 항복하는 당뇨병, 미생물 치료제를 좋은 물과 희석해서 마시는 것은 매우 중요하다.

01 미생물 균형으로 질병을 예방한다

장내 미생물의 균형 회복이 중요

우리 몸에는 1000조가 넘는 미생물이 존재한다. 그 중 장에 서식하는 수많은 미생물은 몸에 좋은 역할을 하는 유익균과 그렇지 않은 유해균, 중간 역할의 중간균으로 분류하고 있다.

건강한 사람의 장은 유익균과 유해균의 비율이 85:15로 균형을 이루고 있다고 한다. 그러나 이 균형이 깨져 유해균의 비중이 더 높아지면 비만이나 당뇨와 같은 만성 질환이 발생하거나 발생가능성이 높아진다. 이미 앞에서 언급했듯이, 장내 유해균인 비만 세균이 많은 비율을 차지하고 있다면 쉽게 살이 찌고 비만이 될 수도 있다는 뜻이다.

■ **장내 미생물 균형을 무너뜨리는 항생제"**

장내 미생물의 균형을 깨트리는 여러 가지 요인 중 한 가지는 '항생제'이다. 항생제는 세균 감염을 막아주는 약으로, 우리나라는 감기에도 항생제를 처방할 정도로 항생제 처방이 많이 이뤄지고 있는 것이 현실이다. 다시 말해서 항생제를 한번 정도는 복용 경험이 있는 사람이 대다수일 것이다.

항생제가 나쁘고, 불필요한 처방이라고 언급하는 것은 아니다. 건강을 지키는 유용한 도구로 '항생제' 처방이 필요한 경우가 있다. 문제는 항생제는 유해균뿐만 아니라 유익균까지 모두 죽인다는 부작용을 가지고 있다는 점이다. 그래서 항생제로 유익균이 감소하게 되면 우리 몸속 세균의 균형이 무너져버리게 되는 것이다.

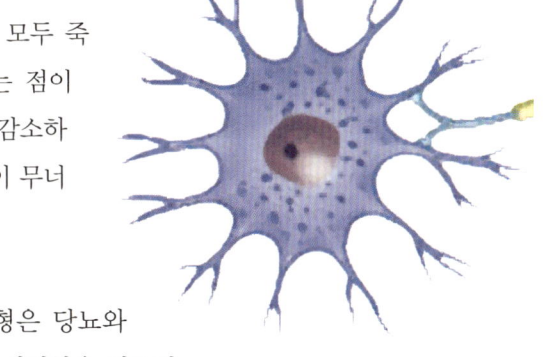

그리고 장내 미생물의 불균형은 당뇨와 비만, 아토피 피부염 등 각종 만성질환을 일으키는 원인으로 이어지게 된다. 즉, 몸속 미생물의 균형이 깨지면 각종 질환에 노출될 가능성이 높아지는 것이다.

실제로 국내 연구진이 항생제가 장내 미생물 구성에 심각한 불균형을 일으키며, 이것은 만성질환 원인 요소가 된다는 연구결과를 세계 최초로 발표하기도 했다.

또한 불규칙한 식습관과 함께 스트레스가 원인이 되어 미생물의 균형이 깨지기도 한다. 스트레스를 받으면 소화와 면역기능이 떨어지는 것으로 알려져 있는데, 스트레스로 미생물의 균형이 깨지면 장 기능이 약화하고 면역세포의 기능도 함께 떨어져 각종 질환에 쉽게 걸리게 되는 것이다.

또한 미생물의 불균형을 일으키는 가장 큰 원인은 음식이다. 나쁜 세균은 동물성 지방이나 설탕을 즐겨 먹고 자란다. 즉, 인스턴트 식품과 기름진 음식, 그리고 술과 담배 등은 장내 착한 세균의 적인 것이다.

반대로 착한 세균은 섬유질이나 올리고당 등 양질의 당을 먹으면서 세력을 키운다. 따라서 과일과 채소, 김치나 된장, 청국장 등 발효식품은 착한 세균 증식에 도움을 주는 식품으로 꾸준히 섭취하는 것이 필요하다. 내 몸 안의 장내 미생물 균형은 자신의 노력으로 얼마든지 유지할 수 있는 것이다.

02 발효와 건강

발효가 내 몸의 운명을 바꾼다

장내 미생물의 균형을 유지하는 것은 매우 중요하다. 평소 미생물 섭취를 꾸준히 한다면, 내 몸 안의 운명이 바뀌게 될 것이다. 즉 건강한 식습관은 장내 미생물에 큰 영향을 준다는 뜻인데, 우리에게 미생물은 매우 친숙하고 우리 식탁에 흔히 만날 수 있다.

〈생활 속 미생물〉

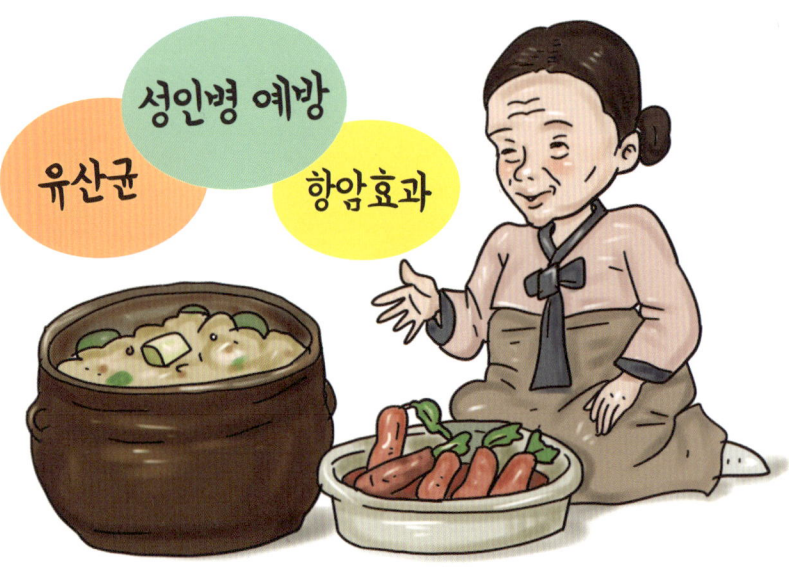

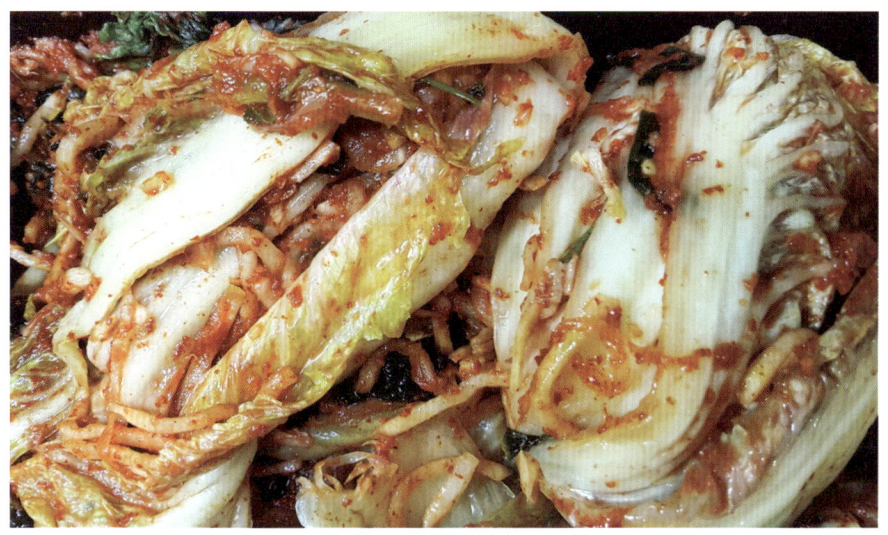

 발효 숙성과정을 거친 우리나라의 전통음식이라고 하면, 김치와 된장, 고추장, 간장부터 떠올리는 사람들이 많을 것이다. 특히, 김치가 세계 10대 건강식품으로 꼽힌 이유도 유산균이 풍부하기 때문이다. 이처럼 발효식품에는 유산균과 같은 유익한 균을 많이 함유하고 있어 건강에 도움이 되며, 섭취를 통해 장내 미생물 균형을 유지하게 해준다. 우리 몸에 매우 유익한 발효음식인 우리의 전통음식은 대부분 가정에서 흔하게 찾아볼 수 있는 음식이다.

 하지만 서구화된 식습관으로 젊은 세대들은 발효과정을 통해 만들어진 전통음식과 점점 멀어지고 있는 현실을 부정할 수 없다. 특히, 현대인들은 바쁜 사회생활로 인스턴트 음식을 자주 먹게 되면서 좋은 균을 섭취할 수 있는 발효음식과 점점 멀어지고 있다.

 어릴 적부터 발효식품에 자주 노출되면서, 하루 세끼를 식탁에 오르던 각종 김치와 된장찌개, 오이를 고추장 찍어 먹던 소박하지만 건강하던 식단은 사라지고, 스

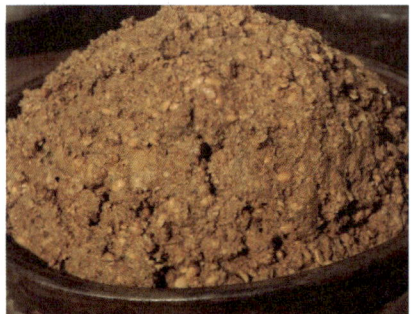

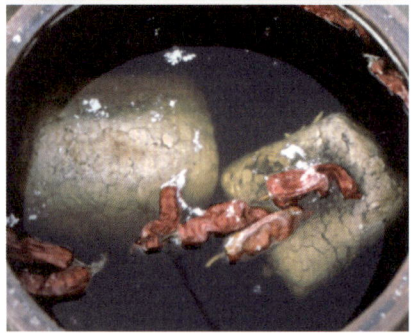

트레스와 기름진 식단처럼 유해균을 늘리는 생활과 식단에 항상 노출되면서 우리 몸의 유익균과 유해균의 균형이 무너지고 있다.

내 몸을 건강하게 만들고 싶다면, 과거로부터 내려오던 기본 식단을 지키는 것이 필요하다. 발효식품을 자주 섭취하는 것은 우리 몸속의 미생물 균형에 매우 중요한 일이며, 내가 먹는 음식이 장내 미생물의 균형을 유지하기 때문에, 장 건강을 위협하는 유해균으로부터 우리의 장을 지키는 방법을 식탁에서 찾기를 권한다.

03 물과 생명

좋은 물 앞에 항복하는 당뇨병

물은 우리 몸의 70%를 차지하는데, 물이 우리 몸에서 하는 수많은 역할 때문에 '물은 생명이다'라고 한다. 그러나 현대인들은 하루 한잔 이상 커피를 마셔도, 물은 하루에 한잔도 마시지 않는 경우가 있을 정도로 물을 마시지 않는다.

우리 몸에서 물, 즉 수분이 부족하면, 혈액의 농도가 높아져 쉽게 피로감을 느끼고, 두통이나 변비와 같은 증상이 나타나며 각종질병과 노화의 원인이 되는 것으로 알려져 있다.

세계적인 '물' 의학박사인 미국의 벳맨 겔리지(F. Batman ghelidj, MD)는 '아픈 게 아니라, 단지 물이 부족할 뿐'이라는 말로 물의 중요성을 강조했으며, 몸 속 물 부족은 아토피와 천식, 비염 등의 알레르기성 질환의 원인이 된다고 밝히기도 했다.

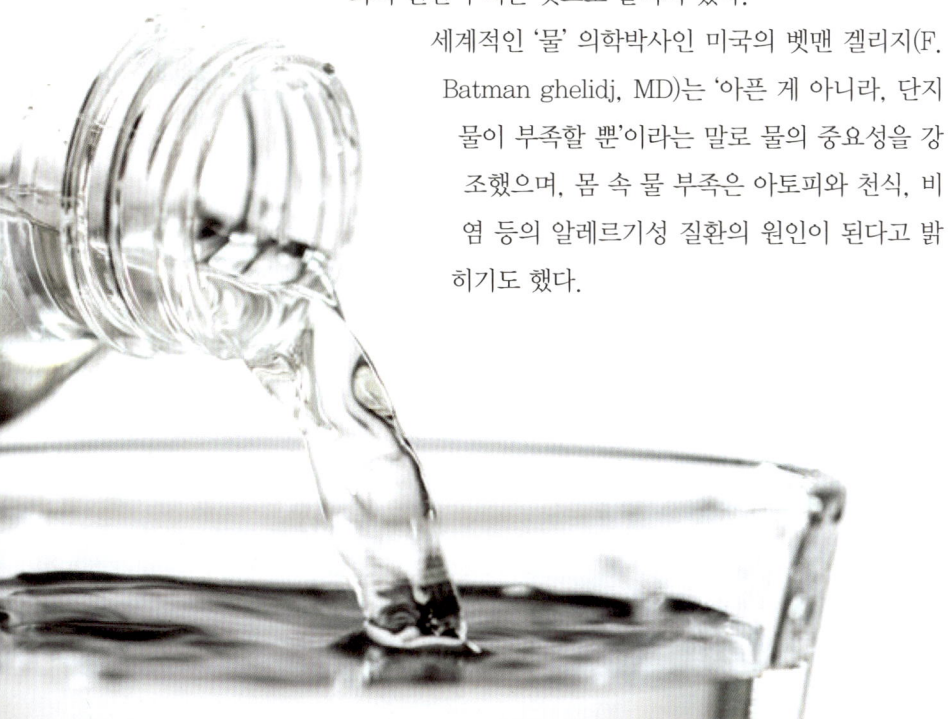

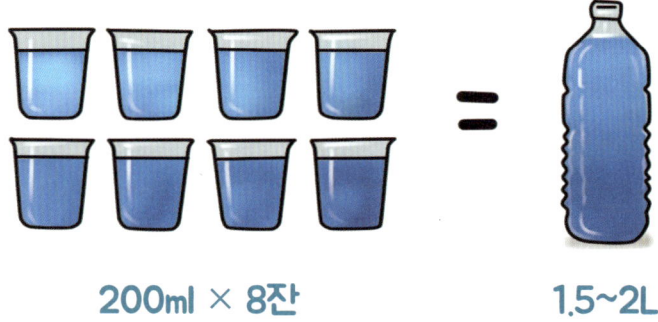

〈1일 섭취 물 권장량〉

200ml × 8잔 = 1.5~2L

　우리 몸은 물 없이 살 수가 없다. 열흘 동안 음식 없이는 살 수 있어도, 물을 마시지 못하게 되면 사망에 이른다고 하는데, 수분이 1%만 빠져나가도 심한 갈증을 느끼고, 물이 5%가 부족하면 혼수상태에 빠지게 되고, 12%를 부족하면 생명을 잃을 수 있을 정도로 수분은 우리 몸에서 매우 중요하다.

　일반적으로 하루에 물을 2리터 이상 마시라고 하는데 세계보건기구에서는 하루에 8잔, 약 1.5리터~2리터를 마시라고 권하고 있다.

　물에는 칼륨, 마그네슘, 칼슘 등의 미네랄이 함유되어 있고, 숙면, 혈액순환, 해독작용 등 다양한 효능을 지니고 있으며, 소화와 흡수, 순환 배설 등 각종 신진대사에 깊이 관여하고 있다.

　무엇보다도 몸 안의 수분량이 알맞게 유지되면 각종 유해물질의 배출이 원활하게 되며, 장기의 기능이 원활하게 되면서 신진대사를 돕게 된다. 무엇보다도 장내에 유익균을 증식할 수 있는 환경을 만들어 주기 위해서는 충분한 수분 공급이 필요한데, 〈당뇨의 미생물 요법-발효약〉을 물과 함께 수시로 복용한다면, 우리 몸에는 장내 유익균이 증가하면서 균형을 회복하게 되면서 건강을 되찾게 되는 것이다.

세계보건기구(WHO)는 "깨끗한 물을 마시면 현재 질병의 80%를 제거할 수 있다."고 발표했다. 다양한 발효음식을 섭취하고, 미네랄이 풍부한 물에 희석한 '발효약'을 복용한다면, 당뇨병은 충분히 극복할 수 있다.

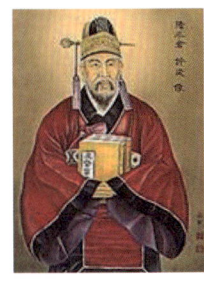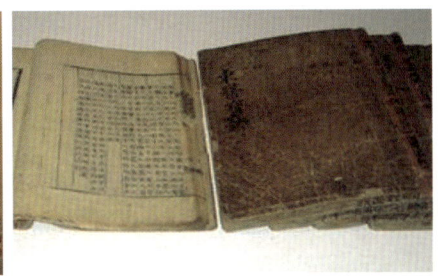

『동의보감』의 저자 허준은 "사람마다 건강과 수명이 다른 가장 중요한 원인은 마시는 물에 있다"고 말했다.

건강 명언

"질병은 만 개나 있지만, 건강은 하나 밖에 없다"

- L.뵈른네 -

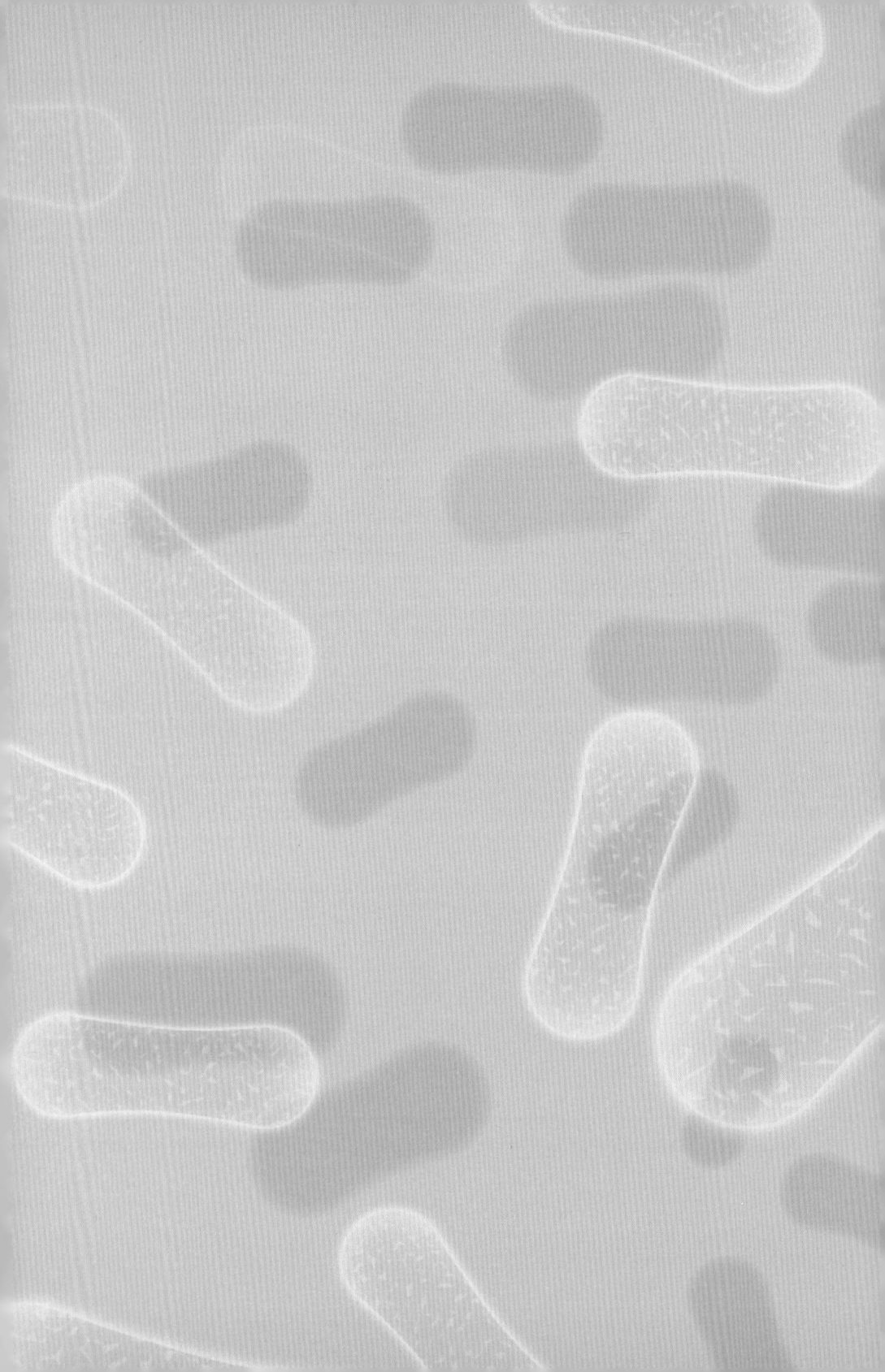

PART 5
당뇨 상식

1. 당뇨 궁금증 BEST 5
① 아버지가 당뇨병인데, 정말 유전될까요?
② 단 것(단 음식이나 설탕)을 많이, 자주 먹으면 당뇨에 걸리나요?
③ 당뇨에 좋은 음식과 나쁜 음식이 있나요?
④ 당뇨는 노인성 질환으로 알고 있는데, 어린이가 왜 당뇨에 걸리나요?

2. 당화혈색소

3. 당뇨의 식생활 관리와 예방 수칙

01 당뇨 궁금증 BEST 5

Q. 아버지가 당뇨병인데, 정말 유전될까요?

저는 올해 30대 후반으로 과체중에 속하지만, 건강검진에서 특별한 이상 소견이 나오지는 않았습니다. 다만, 돌아가신 할아버지가 당뇨병으로 꽤 오랫동안 고생하셨다고 하고, 현재 아버지도 당뇨를 진단받고 식단조절을 하고 계십니다.

다만 의사선생님이 당뇨는 가족력이 있는 질병이라고 지금부터 관리해야 한다고 합니다. 30대인 제가 지금부터 당뇨 관리를 해야 하나요? 할아버지와 아버지가 당뇨이면, 제가 당뇨가 될 가능성이 아주 높은가요?

A.

결론부터 말하면 당뇨는 유전될 확률과 가능성이 있는 질병입니다. 다만 100% 유전된다고 보기는 어렵습니다.

지난 2016년 대한당뇨병학회에 따르면 국내 30세 이상 성인 7명 중 1명이 당뇨병 환자라고 합니다.

또한 미국당뇨학회는 과체중인 사람이 당뇨병에 걸릴 확률은 정상체중인보다 6~12배 높다는 연구결과를 2011년 발표하기도 했습니다.

유전적 요인보다 환경적 요인으로 당뇨 인구가 늘어나고 있는 현실에서, 질문자는 과체중인 상태이고, 아버지 쪽에 당뇨가 있기 때문에 당뇨에 걸릴 확률이 보통 사람보다는 높은 상황입니다.

국제당뇨연맹이 최근 당뇨학회에 보낸 보고서에 따르면, 체중을 5%만 줄여도 당뇨병으로 인한 합병증을 막을 수 있다고 했습니다.

무엇보다도 비만은 만병의 근원이듯, 체중감량부터 시작하는 게 필요할 것 같습니다. 또한 당뇨는 초기에는 별다른 증상이 없기 때문에 방치하는 경우가 많은데, 소리 없이 몸속 장기들을 병들게 하므로 정기적으로 혈당측정을 하는 게 필요합니다.

당뇨는 공복혈당, 식후 2시간 혈당, 당부하검사, 당화혈색소 등 4가지를 확인하고, 이 중 한 가지라도 기준치 이상의 혈당으로 측정되면 당뇨로 진단합니다.

 당뇨 자가테스트

2개 이상이면 전문의와 상의해 보기를 권한다.

- 운동을 조금만 해도 쉽게 피곤해진다.
- 졸음이 쏟아진다.
- 갈증이 나고, 물을 많이 마신다.
- 배가 자주 고프고, 많이 먹어도 체중이 감소한다.
- 눈이 침침하고 사물이 흐릿하게 보인다.
- 이유없이 피부가 가렵다.
- 상처가 잘 아물지 않는다.
- 소변량이 늘어 화장실을 자주 간다.

Q&A

Q. 단 것(단 음식이나 설탕)을 많이, 자주 먹으면 당뇨에 걸리나요?

30대 초반인 직장인입니다. 직장에서 일하다 보면 동료들끼리 '당 떨어졌다'고 하면서 초콜릿을 나눠 먹고, 평소에도 과자와 빵, 콜라 등 단 음식을 달고 사는 편입니다. 요리도 좋아해서 자주하는 편인데, 레시피에서 제시하는 설탕의 양보다 조금 더 넣는 편입니다. 그런데 지금처럼 단 음식을 많이 먹으면 나이 들어 당뇨에 걸리지 않을까 걱정이 됩니다.
단 음식을 많이 먹으면 당뇨에 걸리나요?

당뇨병이라는 이름에서 '당'을 기준으로 이야기하기 때문에, 단 음식 때문에 당뇨가 걸린다고 생각하는 경우가 많습니다. 당뇨병에서 말하는 혈당은 혈액 속의 포도당 농도를 말합니다.

단순히 단 음식이나 설탕으로 말하는 것이 아니며, 단 음식을 많이 먹었다고 해서 당뇨에 걸리거나, 걸리지 않는다고 단정 지을 수 없습니다.

단 음식을 먹었을 때 혈당지수가 오르지만, 그렇다고 당뇨에 걸리는 것은 아닙니다. 다만 당질음식이나 당질음료를 많이 섭취하면 영양불균형을 초래할 수 있습니다.

또한, 단 음식을 과다하게 섭취하는 것은 비만을 초래하고, 비만으로 당뇨가 생길 가능성은 충분히 있습니다.

따라서 단 음식이나 설탕이 당뇨의 직접적인 원인이 되지는 않지만, 영양불균형과 비만으로 당뇨에 충분히 영향을 미칠 수 있다는 사실을 기억하세요.

Q. 당뇨에 좋은 음식과 나쁜 음식이 있나요?

엄마가 당뇨를 진단받고 식이조절을 하고 있는데, 엄마에게 도움 되는 음식을 만들어드리고 싶습니다. 그리고 엄마가 수박을 정말 좋아했는데, 수박은 당뇨 환자에게 나쁘다고 해서 드시지 못하고 있습니다.
당뇨 환자에게 도움 되는 좋은 음식과 과일은 무엇이 있나요?

A.

어머니가 당뇨로 진단받으셨기 때문에 당뇨에 피해야 할 과일은 복숭아, 수박, 바나나, 파인애플 등이 있습니다.

그리고 사과나 배처럼 섬유질이 많은 과일은 소화흡수 속도가 천천히 이루어져, 혈당이 갑자기 올라가지 않기 때문에 당뇨 환자가 섭취해도 됩니다.

당뇨병에 좋은 음식 VS 나쁜 음식

현미, 귀리, 퀴노아 등 통곡물로 탄수화물 섭취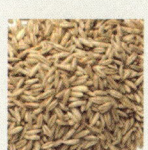

식물성 식품이지만 탄수화물이 높은 감자, 옥수수

식이섬유가 풍부하고, 섬유질이 많은 채소 (시금치) 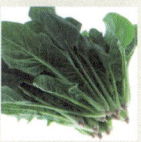 VS 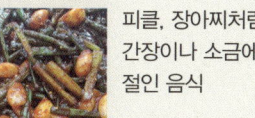 피클, 장아찌처럼 간장이나 소금에 절인 음식

단백질, 불포화지방과 비타민 등이 풍부한 견과류 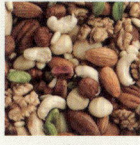 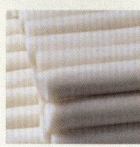 정제된 흰쌀에 설탕을 첨가한 떡

Q. 당뇨는 노인성 질환으로 알고 있는데, 어린이가 왜 당뇨에 걸리나요?

제가 당뇨와 고혈압이 있고 건강에 대해서 평소 신경을 많이 쓰는 편입니다. 그리고 10살 아들이 비만이 염려될 정도로 통통하고, 초콜릿이나 단 음식을 엄청 좋아합니다.
그런데, 아들이 최근 소변량이 늘어 화장실을 평소보다 자주 가고, 많이 먹는데도 배고프다고 하는데, 제가 당뇨로 진단받았을 때 보였던 증상과 비슷해서 병원을 갔습니다.
병원에서 소아당뇨라는 진단을 받았습니다. 당뇨가 유전 가능성이 높다는 것은 알고 있었지만, 이제 겨우 10살인데 당뇨라고 하니 제 귀를 의심하지 않을 수 없었습니다.
10살 아이에게 너무 가혹한 것 같습니다. 성장기에 제한해야 되는 음식도 많고 오히려 성장에 나쁜 영향을 미칠까 걱정입니다.
소아당뇨가 왜 생기며, 도움이 되는 음식은 무엇이 있을까요?

A.

대부분의 사람이 '당뇨'는 어른만 걸리는 병이라는 인식이 있지만, 사실 당뇨는 남녀노소 구별 없이 찾아오는 병입니다. 특히 어린이라고해서 당뇨로부터 안전지대가 아닙니다. 당뇨는 제1형과 제2형으로 나누어지는데, 제1형 당뇨는 인슐린분비가 안 되고, 혈당치가 상승하는 것으로 보통 10세 미만의 경우에는 제1형 당뇨가 많습니다. 제2형 당뇨는 서구적인 식습관과 생활적인 요인으로 생기는 경우가 많은데, 소아비만이 늘어나면서 어린이가 제2형 당뇨병에 걸리기도 합니다. 만일 당뇨가 소아비만의 원인이라면 비만부터 치료하면서 해결해야 하고, 식습관을 개선하는 것이 필요합니다.

당뇨는 체내의 수분을 소모하기 때문에 화장실에 자주가고, 갈증을 많이 느끼게 되는데요, 동의보감에서 소갈증에 좋은 식품으로 '콩'을 추천하고 있습니다. 콩을 주식으로 섭취하는 지역에서 당뇨환자가 적었다는 연구결과가 있기도 합니다. 콩이나 콩으로 만든 두부와 같은 음식, 채소를 즐겨먹는 식습관이 어릴 적부터 필요합니다.

'5월 7일은 소아 당뇨의 날' 한국소아당뇨인협회는 2009년 사회적으로 소외받던 해당 질환의 난관을 극복하기 위해 '소아당뇨의 날'로 정함

02 당화혈색소

■ 당화혈색소(HbA1c)란?

혈액 속 적혈구에는 헤모글로빈이 들어있는데, 헤모글로빈의 일부와 혈중 포도당이 결합한 것을 말한다. 즉 당이 붙은 혈색소를 '당화혈색소'라고 한다. 혈액 속에 당이 많은 당뇨 환자들은 당화혈색소 수치가 높게 나온다.

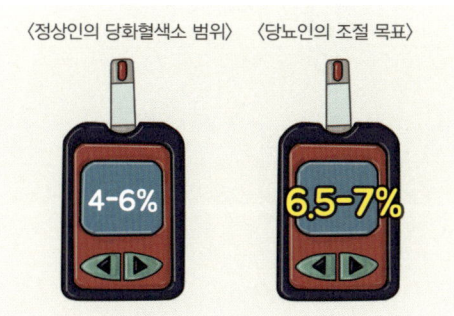

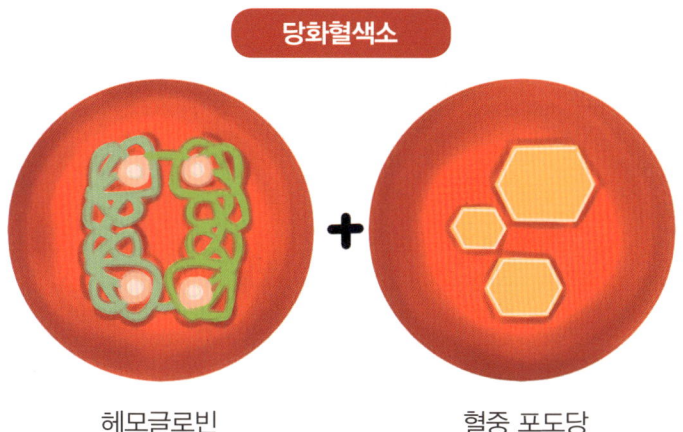

■ 당화혈색소 낮추는 방법

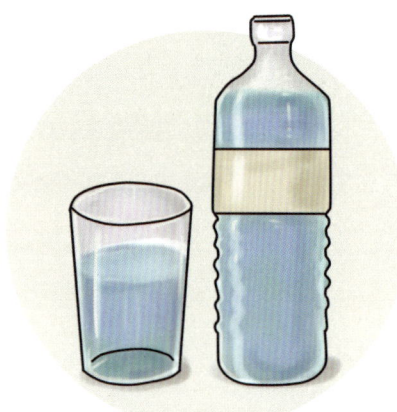

① 수분을 충분히 섭취한다.

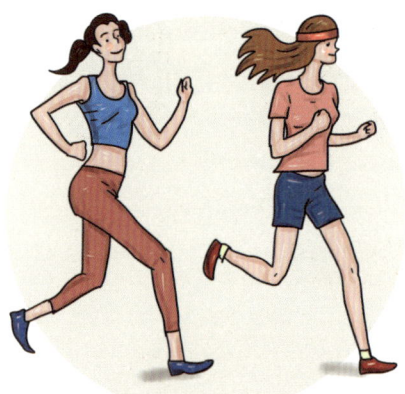

② 운동을 꾸준히, 체중 관리한다.

03 당뇨의 식생활 관리와 예방 수칙

[출처: 대한당뇨병학회]

당뇨병과 식생활 관리

01 매일 일정한 시간에 알맞은 양의 음식을 규칙적으로 먹는다.

02 설탕이나 꿀 등 단순당의 섭취를 주의한다.

03 식이섬유소를 적절히 섭취한다.

04 지방을 적정량 섭취하며, 콜레스테롤의 섭취를 제한한다.

05 소금 섭취를 줄인다.

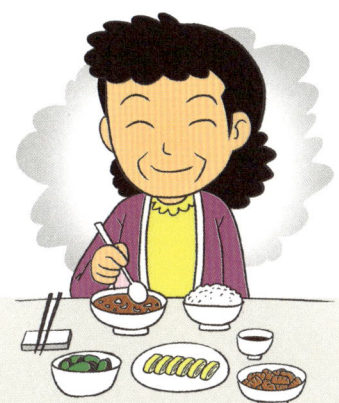

소금을 줄이는 건강한 저염식

- 소금 대신 된장과 간장을
  → 풍미가 더해지고 깊은 맛이 난다.

- 소금 대신 마늘, 겨자, 후추, 고춧가루 등 염분 없는 양념으로 보완

- 음식이 어느 정도 식은 다음에 간을 한다.

- 국물요리(국, 찌개)는 소금 NO
  → 멸치, 다시마, 양파, 무 등을 이용한 육수 사용

- 해조류는 미지근한 물에 담가 염분을 빼고 조리한다.

당뇨병 예방수칙

1 알맞은 체중을 유지한다.
- 복부비만은 당뇨병의 지름길로 허리둘레를 줄인다.

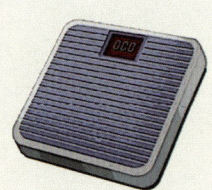

2 운동을 꾸준히 하면 칼로리가 소모되고 혈당치가 낮아진다.
- 걷기, 자전거 타기 등 유산소 운동을 규칙적으로 실시
- 엘리베이터 대신 계단 걷기 등 생활속에서 활동량을 늘리기

3 식습관을 바꾼다.
- 저염식, 단백한 식단 바꾸기
- 비타민과 무기질이 풍부한 녹황색채소, 과일을 많이 섭취
- 참치, 호두와 같이 오메가3가 풍부한 음식 먹기

4 금주·금연을 실천한다.

5 정기적인 건강검진을 실시한다.
- 국가검진 혈액검사로 당뇨병의 조기 발견이 가능하다.

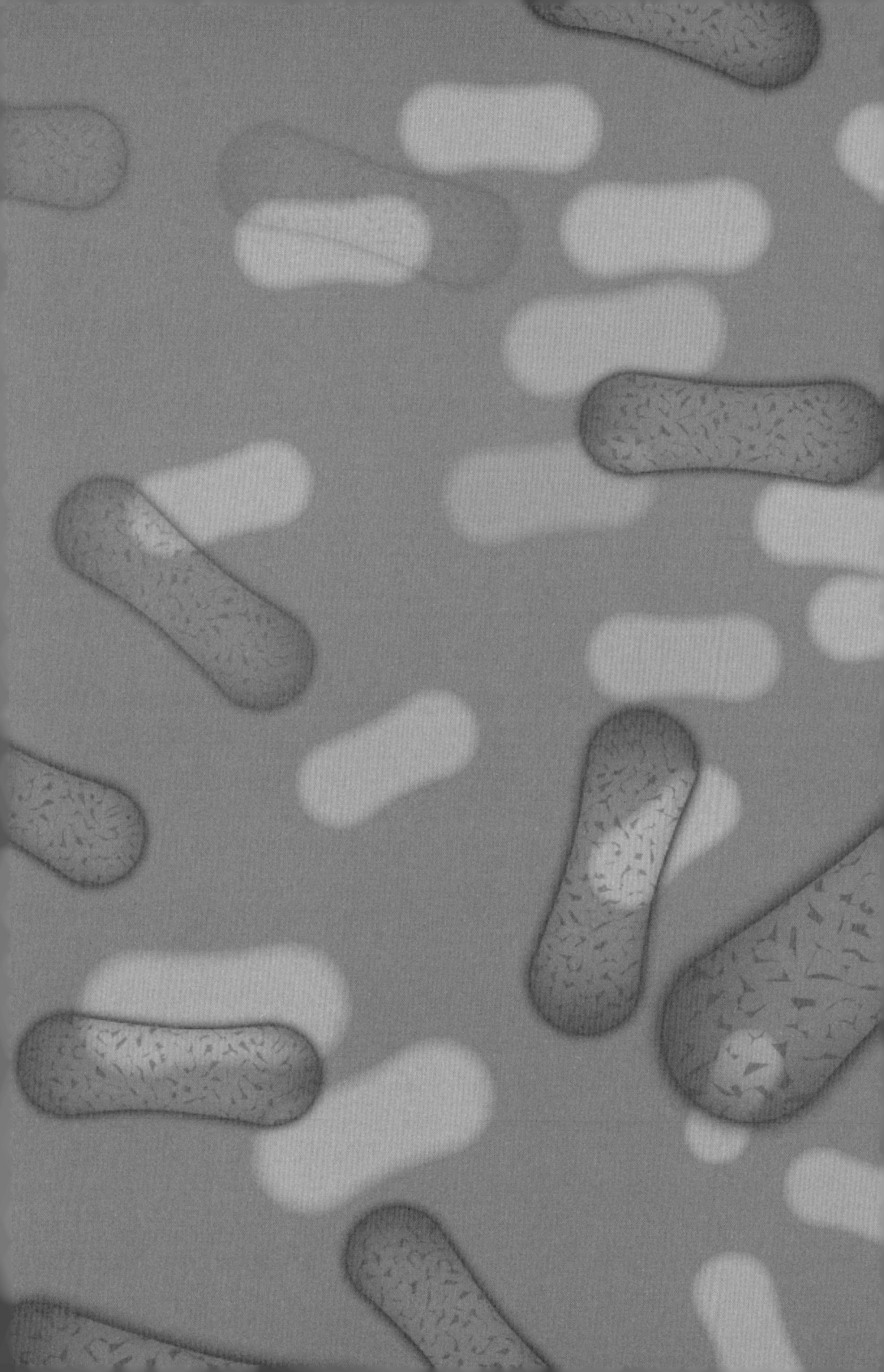

APPENDIX
부록

1. 당뇨병의 개요

2. 당뇨병의 원인

3. 당뇨병의 증상

4. 합병증

5. 당뇨병의 진단 및 측정

1. 당뇨병의 개요

> **당뇨병의 개요**
>
> - 혈당(blood sugar)이 지나치게 높거나, 소변에 당이 나오는 현상
> - 에너지원인 포도당(glucose)을 인체에 적절하게 이용하지 못하는 상태
> - **증상**
>   - 다음, 다뇨, 다식, 급격한 체중감소, 피로감, 손발저림 등
> - **종류**
>   - **인슐린 의존형(제1형)** : 유전적 요인이 큼, 소아
>   - **인슐린 비의존형(제2형)** : 유전, 40대 이상, 비만
> - **원인** - 췌장에서 인슐린 분비부족, 인슐린 감수성 저하

당뇨병(diabetes mellitus)이란 혈액 속에 당이 지나치게 높거나, 이로 인해 소변에도 당이 나오는 현상을 말한다. 당뇨병은 대부분 췌장 안에 랑게르한스섬(Island of Langerhans)의 β세포에서 분비되는 인슐린이 부족하여 발생되는 만성 대사성 질환이다.

몸에 인슐린이 부족하면 혈중에 있는 당이 신체 각 조직으로 들어가지 못하여 조직 속에는 에너지 빈곤 현상이 나타나고, 혈당은 높게 나타난다. 따라서 에너지원인 포도당을 인체에 적절하게 이용하지 못하는 상태라고 할 수 있다.

당뇨병은 자기 자신도 모르는 사이에 계속 진행되는 것이 특징이며, 자각증상을 느낄 때는 이미 상당히 진행된 상태이다. 갈증이 전보다 심하며 배고픔을 자주 느낀다든지 단 것을 선호하고 소변을 자주, 많이 보게 되면 당뇨를 의심하여야 한다.

당뇨병의 증상은 3다(多) 현상인 다음(多飮), 다뇨(多尿), 다식(多食) 현상이 나타나게 된다. 급격한 체중감소와 몸이 나른하여 항상 피로감과 권태가 오고, 손발 저림 등 여러 가지 현상이 나타난다.

당뇨병의 종류로는 인슐린 의존형 당뇨병(Insulin Dependent Diabetes Mellitus;

IDDM)과 인슐린 비의존형 당뇨병(Non Insulin Dependent Diabetes Mellitus; NIDDM)으로 크게 구분된다. 인슐린 의존형은 제1형 당뇨병(type Ⅰ DM)이라고도 하며, 이는 유전적 요인이 크고, 소아형이라고도 한다. 인슐린 비의존형 당뇨병은 제2형 당뇨병(type Ⅱ DM)이라고도 하며 이는 유전, 40대 이상, 그리고 비만 등에 의해 발병된다.

이러한 당뇨병의 원인은 췌장에서 인슐린 분비 부족과 인슐린 감수성 저하에 의해서 나타난다.

1) 당뇨병의 유병율(빈도)

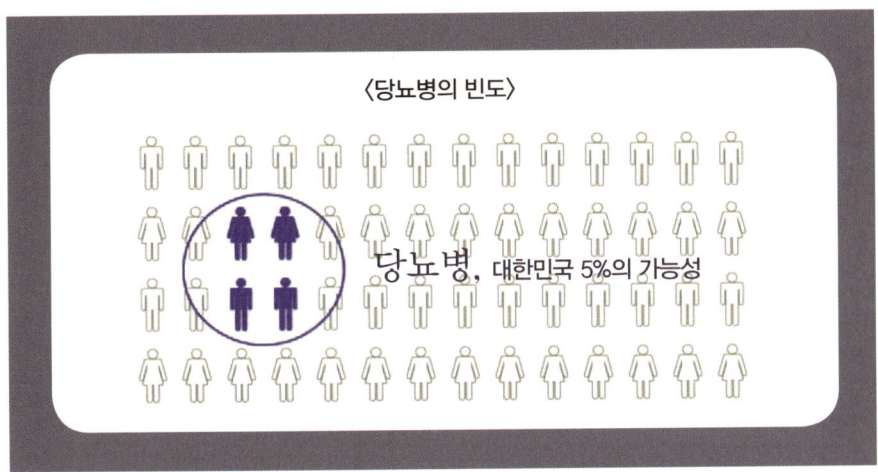

당뇨병의 발병 빈도는 점점 늘어나고 있는 현상을 보이는데, 40대 이상의 사람들이 4~7%가 당뇨병이거나 그것에 가까운 상태라고 한다. 그리고 전체 대한민국 인구의 5%가 당뇨일 가능성이 있다는 보고는 심각한 상태로 받아들여야 할 상황이다.

따라서 당뇨병에 발병되지 않도록 일상생활과 올바른 식이 섭취와 규칙적인 운동 참여로 사전에 예방하는 것이 무엇보다 중요하다.

2) 당뇨병의 분류

	제 I 형 당뇨(소아)	제 II 형 당뇨(성인)
발병 시기	13세 이전	24세 이후
유전성	높음	낮음
비 율	당뇨병 환자의 15%	85%
원 인	인슐린 생성의 실패	인슐린 활동에 대한 세포의 저항
혈장 내 인슐린	없거나, 매우 적은 양	정상, 또는 증가된 양
체 중	정상, 야윔	비만
조절방법	인슐린 주사	체중조절, 식사, 영양, 운동
케톤체	케톤체 생성 증가	비 케톤체 생성

당뇨병의 분류는 인슐린 의존형 당뇨병과 인슐린 비의존형 당뇨병으로 크게 2가지로 구분된다.

인슐린 의존형은 제1형 당뇨병이라고도 하며, 이는 유전적 요인이 크고, 소아형이라고도 한다. 췌장으로부터 인슐린 분비가 현저하게 저하되어 있고 인슐린 주사를 필요로 한다. 어떤 연령에서도 발현하지만, 대부분 청소년기인 25세 이전에 발현하는 일이 많다.

인슐린 비의존형 당뇨병은 제2형 당뇨병이라고도 하며, 이는 당뇨병 중에 가장 많은 타입으로 인슐린 반응이 둔하기 때문에 혈당이 높아져도 신속하게 대응할 수 없고, 그 결과 인슐린이 상대적으로 부족한 상태이다. 유전적 소인이 크며, 40대 이상의 연령, 과식, 운동부족, 스트레스 그리고 비만 등에 의해 발병된다.

2. 당뇨병의 원인

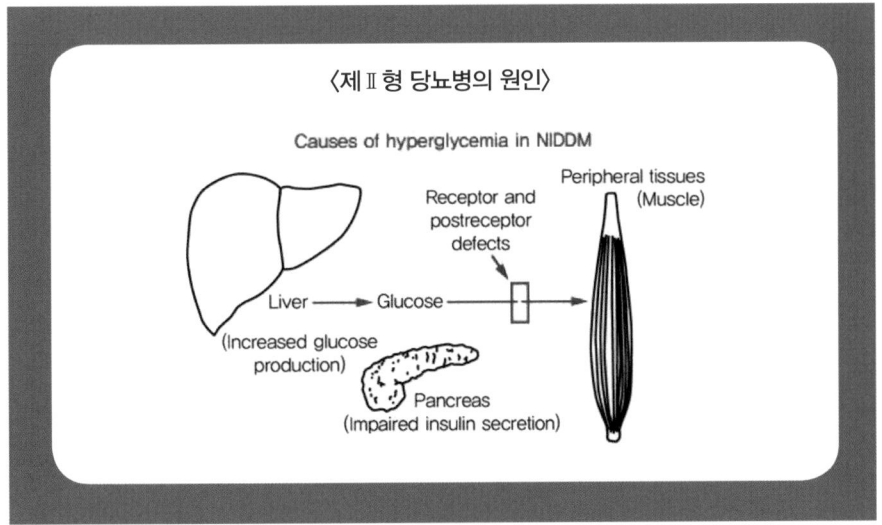

〈제 II 형 당뇨병의 원인〉

당뇨병이 진행된 어느 시점에서 고혈당에 기여하는 요인들을 나타낸 것으로 간과 췌장, 근육의 세 기관이 밀접하게 상호 관련성이 있다는 것을 보여 주고 있다.

인슐린 비의존형 당뇨병에서 나타나는 고혈당은 인슐린 저항성만이 아니라, 이를 극복할 수 있을 만큼의 충분한 양의 인슐린이 분비되지 못하는 즉, 인슐린의 상대적 부족이 병인으로서 중요한 역할을 한다. 여기에 간으로부터의 포도당 생산이 혈당 농도에 중요한 영향을 미친다.

그리고 근육 조직은 생체 내 80~90%를 이용하므로 인슐린 작용의 주된 목표가 되며, 간의 포도당 생산은 기저 인슐린 분비(basal insulin secretion)만 유지되어도 효과적으로 억제된다. 그러므로 공복 상태에서 포도당 농도가 140mg/dℓ을 상회한다는 것은 인슐린 분비가 기저 인슐린 분비에도 미치지 못하거나, 인슐린의 간세포내 작용이 저항성을 가지고 있다고 이해할 수 있다.

대표적인 당뇨병의 원인

- 호르몬 분비 및 기능을 조절하는 내분비 기관의 이상
- 대사 체계의 비정상 및 유전적 요인
- 만성염증, 암 외과적 수술 등에 의한 췌장의 구조적, 기능적 이상
- 이뇨제, 신경안정제 등의 과다한 복용에 의한 이상
- 활동 부족, 과도한 영양섭취 등에 의한 비만
- 순환계 및 신장기능의 비정상
- 임신 및 기타

그리고 당뇨병이 일어나는 원인은 여러 가지가 있으나, 대표적인 원인은 다음과 같다.

1. 호르몬 분비 및 기능을 조절하는 내분비 기관의 이상
2. 대사 체계의 비정상 및 유전적 요인
3. 만성염증, 암 외과적 수술 등에 의한 췌장의 구조적, 기능적 이상
4. 이뇨제, 신경안정제 등의 과다한 복용에 의한 이상
5. 활동 부족, 과도한 영양섭취 등에 의한 비만
6. 순환계 및 신장기능의 비정상
7. 임신 및 기타

따라서 많은 원인들을 권총에 비유하면, 선천적인 유전성에 의해 탄환을 장전시키고, 후천적인 상기 많은 요인들(스트레스, 운동부족, 임신, 감염증, 과식, 비만, 외상, 약물중독 등)이 방아쇠를 당기게 하는 역할을 하게 됨으로써 당뇨병이 발병하게 되는 원인이 된다.

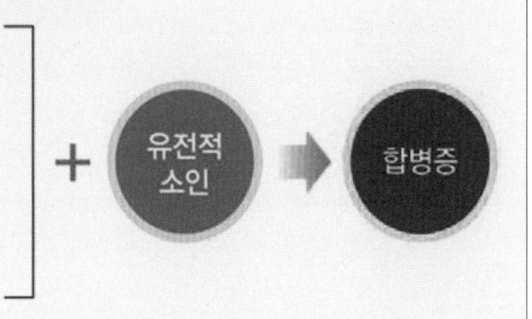

　이러한 당뇨병의 원인들은 일상생활에 주의하여야 다른 질환과 합병증을 유발하지 않게 되는데, 당뇨병의 유전적 요인 보유자들은 비만, 스트레스, 과식, 운동부족, 외상, 수술, 약물남용, 호르몬 사용, 동맥경화, 그리고 위절제술 등이 당뇨 합병증(신경 장애나 혈관 장애 등)의 위험도가 높아지게 하는 요인이므로 상기 요인들이 오지 않게 주의하여야 한다. 따라서 당뇨병인 사람들은 정상인에 비해서 동맥경화가 10년 정도 빨리 진행된다.

　또한, 당뇨병은 동맥의 탄성을 감소시키고 혈압을 감소시켜 심장질환, 신장질환, 뇌졸중, 안질환 및 발의 질환 등 여러 질환을 야기 시킨다. 당뇨병의 초기 특징은 자각 증상이 발현되지 않고 본인이 모르는 동안 진행되게 된다.

　그렇기 때문에 몸이 나른하고 쉽게 피곤하며 하루의 소변량과 횟수가 증가하거나 목이 마르거나 잘 먹어도 체중이 빠지거나 안경이 안 맞고 시력이 떨어지거나 공복감이 사라지지 않는 경우가 일어날 수 있기 때문에 운동 등 일상생활의 패턴을 바꾸고 주치의를 정해서 정기적인 검사를 받아야만 한다.

3. 당뇨병의 증상

> **당뇨병의 증상**
>
> - **최초의 증상** : 다음(多飮), 다뇨(多尿), 다식(多食) 현상
> - 처음에는 살이 찌는 듯하나, 점차 살이 빠지고 몸이 여위게 된다.
> - **피로와 권태**
> - **피부증상** : 부스럼, 습진 무좀 – 감염증에 대한 저항력 약화
> - **시력장애** : 망막증, 백내장, 눈의 조절 장애
> - 자율신경 장애로 인해 손바닥이 붉어지기도 하고 변비나 설사
> - 잇몸에서 피의 순환이 나빠져서 잇몸 염증
> - **저항력 저하(감염증)** : 치주염, 방광염 등
> - **신경장애** : 신경통, 수족의 저림, 근육통, Impotence
> - **지방간**
> - **동맥경화** : 뇌졸중, 심장병, 신장병, 안저 출혈
>   ※ 초기에는 아무런 증세가 없다가 상당히 진행된 뒤 발견
>   ※ 당뇨병인 사람은 정상인에 비해 동맥경화가 10년 빨리 진행 – 혈관 노화 촉진

당뇨병의 증상은 3다(三多) 현상인 다음(多飮), 다뇨(多尿), 다식(多食) 현상이 나타나게 된다. 처음에는 살이 찌는 듯하나, 점차 살이 빠지고 몸이 여위게 되며, 몸이 나른하여 항상 피로감과 권태감이 오고, 감염증에 대한 저항력 약화되어 피부의 증상까지 나타난다.

그리고 시력장애가 오는데, 망막증, 백내장, 눈의 조절장애가 점차 진행 된다. 자율신경 장애로 인해 손바닥이 붉어지기도 하고 변비나 설사가 나며, 잇몸에서 피의 순환이 나빠져서 잇몸 염증이 오기도 한다.

또한 저항력의 저하로 치주염, 방광염 등, 감염증이 나타나고, 신경장애로 신경통과 수족의 저림, 근육통, 그리고 성기능 저하(impotence)가 나타난다.

동맥경화에 의해 뇌졸중, 심장병, 신장병, 안저출혈도 나타난다. 이 모든 증상은 초기에는 아무런 증세가 없다가 상당히 진행된 뒤 발견된다는 것인데, 발견하고 나면 다른 질환과의 합병증이 나타나기 때문에 위험하다. 그리고 당뇨병인 사람은 정상인에 비해 동맥경화가 10년 정도 빨리 진행됨으로써, 혈관의 노화를 촉진시킬 수밖에 없다.

4. 합병증

당뇨병이 무서운 것은 혈당이 상승하고 소변에 당이 나오는 것에 그치지 않고, 이로 인해 혈압이 높아지며 뇌졸중이 오게 된다. 그리고 말초 혈관이 막히게 되어 허혈성 통증이 오게 되고, 연골과 관절에 이상이 오며, 신장기능이 약화되고 심지어는 시력까지 잃게 된다.

모든 성인병이 마찬가지지만, 특히 당뇨병은 복합된 합병증이 수반

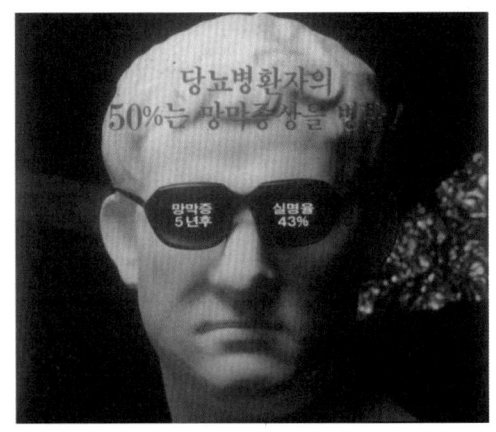

되므로 무서운 병인데, 적극적으로 다른 질환과의 복합 질환이 진행되는 것을 예방하고 관리하여야만 한다.

당뇨에 의한 합병증

- 신경 장애와 혈관 장애
- **신경** : 발의 감각 이상, 신경통, 성기능 감퇴
- **눈** : 시력의 저하
- **피부** : 가려움증이나 피부염
- **감염** : 면역기능 장애로 인한 질염
- **심혈관계** : 고혈압, 동맥경화, 중풍
- **신장** : 부종

당뇨병에 의한 합병증은 여러 기관에 영향을 미치게 된다. 대표적으로 신경장애와 혈관장애를 일으키게 된다. 신경질환은 발의 감각 이상과 신경통이 일어나며, 말

초 혈관이 막히게 되어 성기능 감퇴가 일어난다.

눈에 영향을 주어 시력의 저하와 망막증까지 진전될 수 있고, 피부질환은 가려움증이나 피부염을 유발하며, 감염증으로 면역기능 장애로 인한 질염이 나타난다. 심혈관계 질환으로는 고혈압, 동맥경화, 뇌졸중이 나타나며, 신장 이상으로 부종이 일어난다.

당뇨병은 심장근육을 약화시키고 관상동맥 질환을 유발시킨다. 또한 흉통 없이 잠재성 허혈이나 심장발작 등을 일으키기 쉽다. 고혈압, 흡연, 고지혈증의 이상이 있거나 또는 직계가족 중에 50세 이전에 관상동맥 질환이 발병했던 사람은 심장발작의 위험이 배가된다.

당뇨의 합병증에서 25%가 신부전증이다. 20년 이상 1형 당뇨병을 보유한 사람들은 신장질환 발병률이 30~40% 이상이며 2형 당뇨인 사람은 일생동안 약 15~20% 정도 차지한다.

당뇨인 사람들은 백내장뿐만 아니라 망막증, 녹내장에 노출될 위험이 높기 때문에 실명의 주원인이 된다. 이러한 이유로 인해 당뇨인 사람들은 시력검사와 안과 검사를 매년 실시하여야 한다.

또한 당뇨병은 말초신경과 자율신경에도 장애를 초래할 수 있기 때문에 발의 관리가 매우 중요하다. 특히, 감염과 괴사율이 20배 이상 높아 결국에는 발과 다리를 절단하는 경우도 있다.

비만과 당대사의 관계에서 정상인의 경우, 치료가 필요하지 않는 정상은 44.2%, 변화가 있어도 걱정 없음이 38.0%, 일상생활 주의나 정기검사 필요한 경우가 14.5%, 정밀검사가 필요한 경우 2.2%, 치료가 필요한 경우가 1.2%였다.

그리고 경증 비만의 경우, 정상은 28.4%, 변화가 있어도 걱정 없음이 46.5%, 일상생활의 주의 및 정기검사가 필요한 경우는 21.1%, 정밀검사가 필요한 경우가 2.2%, 치료가 필요한 경우 1.8%였다.

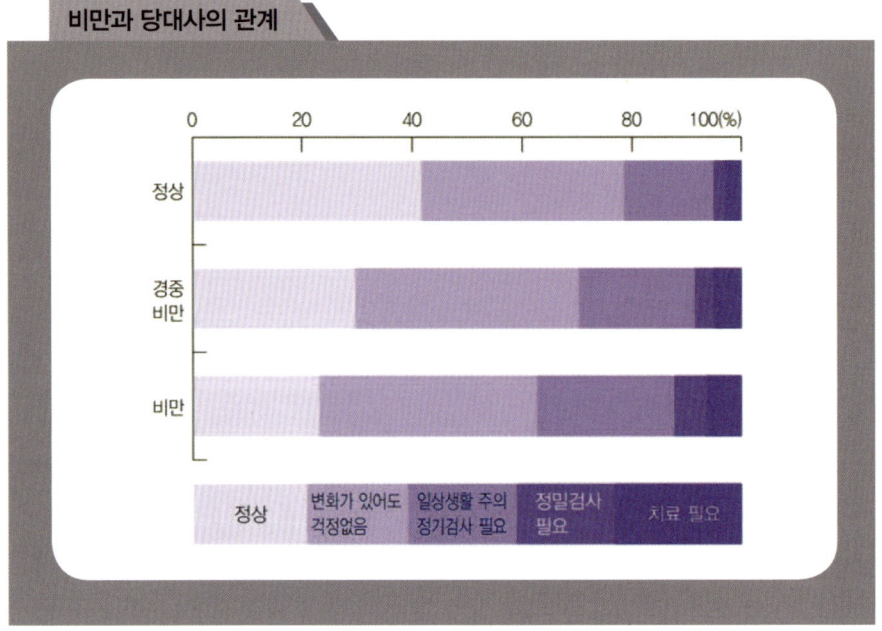

그러나 비만의 경우는 매우 심각해서 정상은 21.3%, 변화가 있어도 걱정 없음 47.0%, 일상생활 주의나 정기검사 필요 24.8%, 정밀검사 필요 4.1%, 치료 필요가 2.8%였다.

따라서 비만할수록 일상생활의 형태를 개선하고 정기적인 정밀검사가 필요하며, 과체중이나 비만이 되지 않도록 주의를 기울여야만 한다.

또한, BMI와 당뇨병 위험도를 조사한 연구에서 BMI 25~26.9kg/㎡인 집단은 당뇨병 발생 위험도가 8%, 27~28.9kg/㎡인 집단은 16%로 위험도가 증가하였고, 29~30.0kg/㎡인 경우 28%가 당뇨병에 노출될 위험도가 높은 것으로 나타났다.

그리고 BMI 30kg/㎡ 이상인 고도 비만인 경우 40%, 33~34.9kg/㎡인 집단은

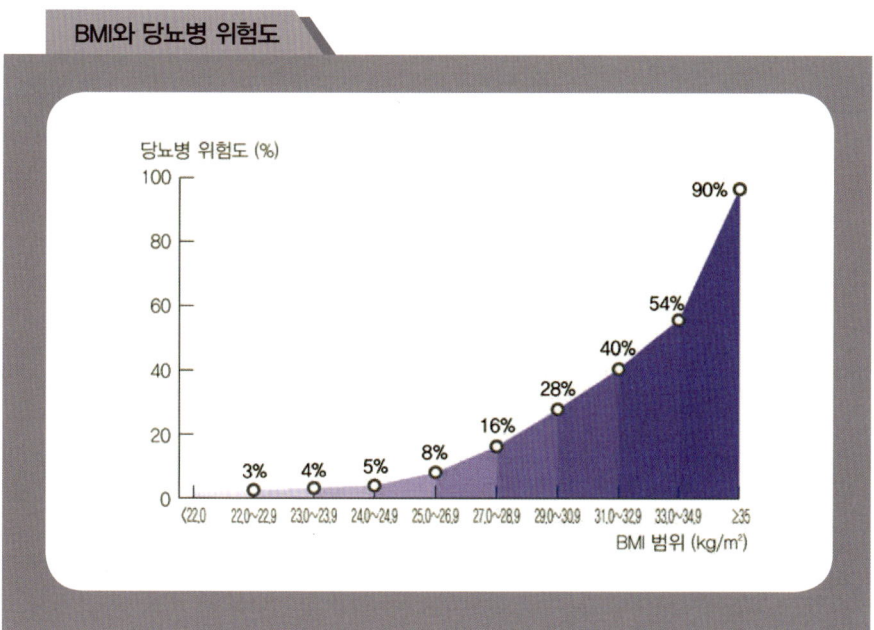

BMI와 당뇨병 위험도

54%의 위험도를 보였다.

그러므로 BMI 25kg/㎡ 이하를 유지하여야만, 당뇨병의 발생 위험도가 낮은 것을 알 수 있다.

5. 당뇨병의 진단 및 측정

당 부하 검사에 의한 당뇨병의 진단기준

당 수치	정상형	당뇨병	경계형
공복 시	110 미만	140 이상	정상형이나 당뇨형 어느 곳에도 들지 않는 경우
식후 1시간	160 미만		
식후 2시간	120 미만	200 이상	

- **공복 시 혈당, 2시간 혈당이 모두 높을 경우** : 어느 한쪽이 높은 경우도 당뇨
  - 경계형 당뇨병의 20%가 당뇨병으로 이행

- **HbA1c(당화혈색소)**
  - 과거 1~2개월간 혈당의 상태를 반영
  - 기준치: 4.1~5.5%

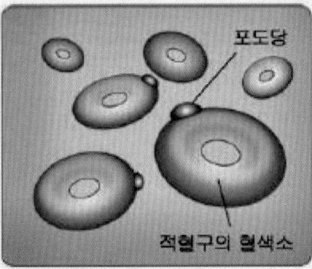

↑ 보통의 당화혈색소

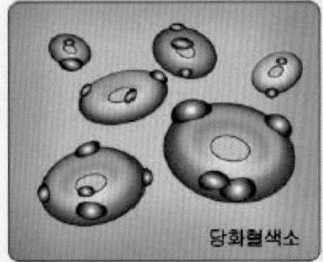

↑ 수치가 높은 당화혈색소

당뇨병의 판정기준은 정상 혈당치가 80~120mg/dℓ 정도인데, 만약 공복 시 혈당이 120mg/dℓ 이상이거나 식후 혈당치가 180mg/dℓ 이상일 경우에 당뇨병으로 진단하게 된다. 그러므로 당뇨병의 진단은 소변 검사로만 알 수는 없다.

다뇨 다음, 체중 감소 등 당뇨병으로 인한 증세가 있고, 임의로 측정한 포도당 값이 200mg/dℓ 이상인 경우나, 공복 시 포도당 값이 126mg/dℓ 이상인 경우, 그리고

75g 당 부하 검사에서 식후 2시간 포도당 값이 200㎎/㎗ 이상인 경우에 당뇨병으로 진단한다.

공복 시 혈당과 2시간 식후 혈당이 모두 높을 경우에는 어느 한쪽이 높은 경우에도 당뇨로 진단하며, 경계형 당뇨병의 20%가 당뇨병으로 이행되는 경우가 많다.
그리고 당화혈색소(HbA1c)는 과거 1~2개월간 혈당의 상태를 반영한 것으로 얼마나 당뇨 치료를 위해 노력했는지는 이 수치를 보면 알 수 있는데, 식이및 운동요법을 각자의 능력에 맞게 실시했을 때, 4.1~5.5%의 기준치에 들게 된다. 그러나 관리를 잘 하지 않은 사람들은 이 수치보다 높게 된다.

당뇨병의 측정은 간단하게 Lancet을 이용하여 측정하는 방법이 있고, 임상병리과에서 혈액검사를 통하여 알 수 있는 경우가 있다. Lancet을 이용한 경우는 가정용으로 혼자서도 빠르고 간편하게 측정할 수 있는 검사기기이다.

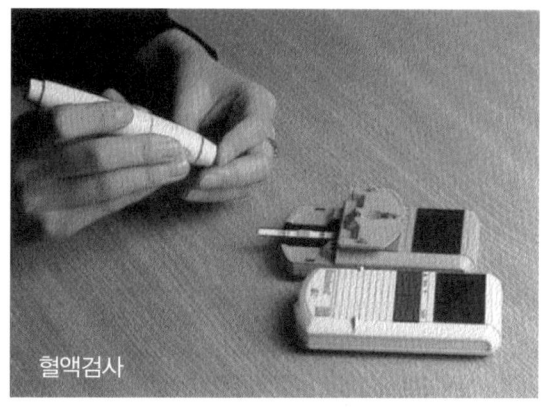
혈액검사

Lancet으로 손가락 끝 부분에 혈액을 채취한 뒤, 검사 Kit에 혈액을 떨어뜨리면, 30초 이내에 측정이 되는 혈당 검사기기로, 운동 중에도 당의 변화량을 측정할 수 있다. 여러 가지 환경적인 변수는 있지만, 체계적인 당뇨병 관리를 하는 환자들은 이 검사기기가 필수적으로 꼭 필요하다.

한국인이 꼭 섭취해야 할 10대 식품

마늘	콩	고등어	호두	버섯
(암 예방)	(당뇨병 예방)	(심장병 예방)	(노화억제)	(다이어트)
보리	부추	김	달걀	풋고추
(정력증강)	(활성산소 해독)	(시력보호)	(두뇌개발)	(면역강화)

〈고령자의 영양섭취 방법〉

※ 소식 : 소식이 장수, 비만은 성인병

※ 고기대신 식물성 : 장수촌
　　- 곡류와 야채를 생식, 단백질은 콩, 호밀 빵

※ 발효식품 : 요구르트

※ 녹차 : 혈압 낮추고 폐암 확률 낮춤

※ 아미노산 : 생활 활력, 노화방지 - 생선, 두부, 청국장, 된장

〈노화방지 식단표〉

※ 물은 하루 10잔

※ 현미밥, 잡곡밥, 호밀 빵

※ 기름은 올리브유, 생선, 견과류기름 섭취

※ 야채는 하루 3회

※ 계란은 하루 1개씩

저자
박 기 원 (朴紀元)

저자 박기원 박사는 원광대학교 대학원에서 한의학과 한의학박사, 의학과 의학박사를 받았다. 현재, 통일아동키크기 재단 이사장과 서정한의원 원장으로 일하고 있다.

당뇨치료를 위해서 오랜 기간 고민과 연구를 한 결과, 미생물로 당뇨를 극복할 수 있는 비밀을 밝혀냈고, 당뇨환자들을 치료하고 있다. 이미 많은 당뇨환자가 〈미생물 요법〉으로 당뇨를 극복했으며, 박기원 박사는 당뇨 환자들에게 '당뇨 없는 건강한 삶'을 전하기 위해 최선을 다하고 있다.

수상
한국일보 주최 '사회공헌부문 대상' 수상
경찰의 날 기념 청소년문화발전위원회 경찰청장상 수상
2014년 메디컬 코리아 대상 보건복지부 장관상 수상

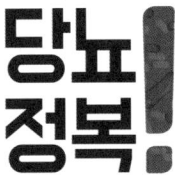
미생물 요법

2019년 3월 11일 초판 인쇄
2019년 3월 18일 초판 발행

저 자	박기원
발 행 인	이승수
발 행 처	도서출판 의학서원
등록번호	제406-00047호
주 소	인천광역시 연수구 송도미래로 30 송도스마트밸리 지식산업센터 D동 504호
전 화	02) 2678-8070, 032) 816-8070
홈 피	www.dhsw.co.kr
정 가	15,000원
I S B N	979-11-6308-007-7 93510

저작권법에 의하여 무단전재와 무단복제를 금합니다.